rororo gesundes leben
Lektorat Katrin Helmstedt

Über die Autorin Annette Bopp, Jahrgang 1952, ist Diplombiologin. Sie arbeitet seit 1983 als Medizin-Journalistin und seit 1988 freiberuflich für renommierte Zeitungen und Zeitschriften. Sie ist Autorin zahlreicher Ratgeber-Bücher. Im Rowohlt Taschenbuch Verlag sind bereits von ihr erschienen «Was hilft. Ein Medikamentenführer für Frauen» (gemeinsam mit Gerd Glaeske, rosach 60176) und «StiefKinder – RabenEltern / Raben-Kinder – StiefEltern. Leben in einer Patchworkfamilie: Probleme erkennen, Perspektiven gewinnen» (gemeinsam mit Sigrid Nolte-Schefold, rosach 60541).

Annette Bopp

Die Mistel

Heilpflanze in der Krebstherapie

Rowohlt Taschenbuch Verlag

Wichtiger Hinweis:

Die Ratschläge in diesem Buch sind zwar nach bestem Wissen und Gewissen sorgfältig erwogen und geprüft worden, die Informationen und Ratschläge stellen jedoch keinen Ersatz für medizinische Betreuung dar. Eine Haftung für den Eintritt des Erfolges oder eine Haftung für Personen-, Sach- oder Vermögensschäden, die sich aus dem Gebrauch oder Mißbrauch der in diesem Buch dargestellten Nahrungsmittel, der Methoden oder sonstigen Hinweise ergibt, ist für Verlag, Autorin und/oder deren Beauftragte ausgeschlossen.

Originalausgabe
Veröffentlicht im Rowohlt Taschenbuch Verlag GmbH, Reinbek bei Hamburg, September 1999 ౿ Copyright © 1999 by Rowohlt Taschenbuch Verlag GmbH, Reinbek bei Hamburg ౿ Redaktion Annette Gillich ౿ Fotos: © H. Ramm, Verein für Krebsforschung ౿ Umschlaggestaltung Barbara Thoben (Foto: Ernst Schacke / Naturbild / Okapia) ౿ Satz Apollo PostScript, PageOne ౿ Gesamtherstellung Clausen & Bosse, Leck ౿ Printed in Germany ౿ ISBN 3 499 60785 9

Für Angelika

Mistelbusch an einem Ulmenstamm

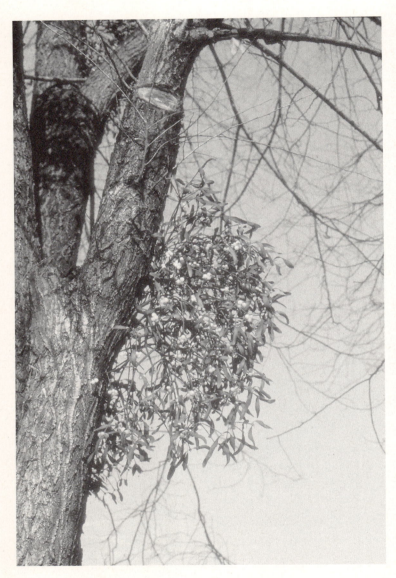

Inhalt

Vorwort   11

Die Mistel für Geist, Seele und Körper   15

Diagnose Krebs   16
Was macht die Mistel mit mir?   17
Die Ohnmacht überwinden   19
Das Bild eines Krebses   19
Die Angst bewältigen   21
Innere Stärke entwickeln   22
Sich auf die Mistel einlassen   23

Eine heilkräftige Pflanze mit langer Tradition   26

Magischer Zweig   26
Vom Mordwerkzeug zum Amulett   27
Zaubertrank und Fruchtbarkeitssymbol   28
Heilpflanze gegen Krebs   29
Steiners geisteswissenschaftlicher Ansatz   30

Botanische Merkmale der Mistel   32

Bei der Mistel ist alles anders   33
Entwicklung einer Mistelpflanze   35

Hokuspokus oder nachprüfbare Medizin?   39

Die Mistelbehandlung – eine «ungeprüfte Methode»?   40
Brücken schlagen   41
Ein neues Bewußtsein entsteht   43
Was ist eine aussagekräftige Studie?   44
Mehr Offenheit ist gefordert   45

So wirkt die Mistel im Körper   49

Die Inhaltsstoffe der Mistel   50

Lektine   52

Die Wirkung der Mistellektine auf den Tumor   53

Die Wirkung der Mistellektine auf das Immunsystem   55

Viscotoxine   60

Andere Inhaltsstoffe   61

Mistelpräparate   62

Anthroposophische Mistelpräparate   67

Iscador®   68

Helixor®   71

ABNOBAviscum®   72

Vysorel®/Isorel®   73

Iscucin®   74

Mistel-Phytotherapeutika   74

Lektinol® und Eurixor®   74

Cefalektin®   77

Das Problem der Standardisierung   77

Prozeßstandardisierung   77

Standardisierung auf Mistellektin   79

Die Wirksamkeit von Mistellektin I   82

Inhaltlich standardisierte Mittel boomen   84

Ihre individuelle Misteltherapie   86

Das richtige Präparat finden   86

Präparate nach der Krebsart auswählen   87

Anwendung der Präparate   88

Die richtige Dosis   89

Behandlungsbeginn   91

Anwendungsmethoden   92

Injektion unter die Haut   92

Injektion in die Vene   94

Injektion in den Tumor   94

Injektion in Körperhöhlen   95

Tropfen 96

Hinweise zur Anwendung 96

Wann sind Mistelpräparate verboten? 96

Unerwünschte Wirkungen 97

Ärztliche Kontrolle 99

Misteltherapie bei Kindern 99

Lagerung der Medikamente 100

Studien über die Wirkung der Misteltherapie 101

Verschiedene Krebserkrankungen 103

Kostenerstattung 104

Gesetzliche Krankenkassen 104

Private Krankenkassen 105

Fragen und Antworten zur Misteltherapie 107

Anhang 120

Quellennachweis 120

Bücher zum Weiterlesen 122

Verwendete wissenschaftliche Literatur 122

Nützliche Adressen 128

Vorwort

Schon als Kind fielen mir im Winter die dicken, runden Büschel in den Bäumen auf, die aussahen wie große Vogelnester. Die Auskunft «Das sind Misteln» befriedigte mich nur vordergründig. Irgendwie blieben diese immergrünen Baumgewächse für mich rätselhaft. Zu Weihnachten hing bei uns zu Hause dann immer ein Mistelzweig über dem Türrahmen. Das Getue, wenn darunter ein Pärchen stand und sich küssen mußte, fand ich ziemlich albern. Trotzdem hat auch dies dazu beigetragen, daß die Mistel für mich immer etwas Besonderes war, und bis heute liegt in ihr für mich etwas Geheimnisvolles, Unergründliches.

Meine zweite Begegnung mit der Mistel fand dann zu Beginn meines Berufslebens als Journalistin Mitte der 80er Jahre statt. Da war mein Kollege und Mentor Dietrich Beyersdorff dabei, als die Gesellschaft für Biologische Krebsabwehr aus der Taufe gehoben wurde. Und ich bekam hautnah mit, wie vielen Anfeindungen und Intrigen Menschen ausgesetzt waren, die sich für eine qualifizierte biologische Begleitbehandlung – auch mit der Mistel – bei Krebskranken einsetzten. Die Mistel hatte noch immer etwas Mystisches und Geheimnisvolles, denn es war noch nicht viel bekannt über immunmodulatorische und zytotoxische Wirkungen, über Lektine und Viscotoxine. Und meine Fragen über Wirkung und Wirksamkeit, über Studien und Anwendungserfahrungen liefen weitgehend ins Leere.

Die dritte und entscheidende Begegnung aber gab es dann 1999, als meine Freundin, die 1992 an Brustkrebs erkrankt war, erneut mit Krebszellen zu kämpfen hatte, diesmal in der Lunge. Bei der Suche, was ihr noch helfen könnte, kamen wir im Gespräch auf die Mistel, und sie berichtete mir, daß sie vor sieben Jahren bereits ausprobiert habe, ob sie die Misteltherapie vertrage. Leider habe sie sehr heftig mit einer starken Hautrötung an der Einstichstelle sowie roten, juckenden Handflächen reagiert. Offenbar reagiere sie auf die Mistel allergisch. Das sei wohl nichts für sie. Aber es gebe darüber so wenig brauchbare Informationen, ob ich dazu nicht ein Buch schreiben wolle?

Die Idee hat mich fasziniert und nicht mehr losgelassen. Ich habe damit begonnen, mich intensiv mit dem Thema zu befassen, und so entstand dieses Buch. Ich habe mit verschiedenen Herstellerfirmen gesprochen, ich war bei Forschungsinstituten und Kliniken, wo die Mistel angewandt wird, und ich habe mich nächtelang in wissenschaftliche Literatur mit zahllosen, teilweise verwirrenden Studienergebnissen vertieft. Dabei habe ich herausgefunden, daß meine Freundin seinerzeit wahrscheinlich einfach nur falsch behandelt worden ist. Ihre Reaktion war keine Allergie, sondern die Antwort ihres Körpers auf eine zu hohe Dosis an Mistelextrakt. Inzwischen probiert sie es erneut, diesmal unter der qualifizierten Anleitung eines erfahrenen Mistel-Therapeuten.

Ich wünsche mir, daß Sie in diesem Buch die Informationen finden, die Sie brauchen, um einschätzen zu können, welche Möglichkeiten Ihnen die Misteltherapie bietet, aber auch, wo sie ihre Grenzen hat. Es geht mir darum, den jetzigen Stand des Wissens so neutral wie möglich zu vermitteln. Dabei kann trotzdem nicht ausbleiben, daß unseriöse Propaganda und irreführende Aussagen mit den nötigen Gegenargumenten konfrontiert werden.

Manchen mag es so scheinen, als argumentiere ich aus einer vorgefaßten anthroposophischen Position heraus. Das ist nicht der Fall. Ich bin keine Anthroposophin. An dieser Stelle sei auch ausdrücklich betont, daß dieses Buch von keiner Firma, die Mistelpräparate herstellt, finanziert oder gesponsert worden ist. Ich habe allerdings – nicht zuletzt aufgrund der Recherchen zu diesem Buch – Sympathie gewonnen für die anthroposophische Medizin, die den ganzen Menschen einbezieht und nicht nur Körperfunktionen in den Mittelpunkt stellt. Ich habe auch Hochachtung vor den Anstrengungen, die einige anthroposo-

phische Herstellerfirmen inzwischen unternehmen, um Mistelpräparate wissenschaftlich zu untersuchen und noch mehr Licht
ins Dunkel der Wirkung der verschiedenen Inhaltsstoffe zu
bringen. Ich habe Respekt vor der Mühe und dem Aufwand, mit
dem anthroposophische Hersteller ihre Mistelpräparate zuberei-
ten.

Das bedeutet allerdings nicht, daß ausschließlich die anthroposophischen Mittel gut sind. Wir wissen heute zu wenig, um
bei den vielen verschiedenen Präparaten eindeutige Empfehlungen zugunsten bestimmter Mittel geben zu können. Möglicherweise sieht die Situation in einigen Jahren anders aus, und wir
wissen mehr über die spezifischen Wirkungen einzelner Mistel-
bestandteile, über Für und Wider spezieller Zubereitungen –
dann will ich mich gern bemühen, den jeweils neuesten Er-
kenntnisstand in die folgenden Auflagen des Buches einfließen
zu lassen.

Es wäre aber vermessen und falsch, heute bestimmte Präparate
herauszuheben, weil sie angeblich besser, geeigneter, wirksamer
oder nebenwirkungsärmer sind als andere. Anthroposophische
Mittel haben ebenso ihren Platz wie Mistel-Phytotherapeutika.
Welches für Sie richtig ist, hängt von vielen Faktoren ab. Sie als
Betroffene müssen gemeinsam mit Ihrer Ärztin bzw. Ihrem Arzt
oder mit Ihrer Heilpraktikerin bzw. Ihrem Heilpraktiker herausfinden, welches Mittel bzw. welche Behandlungsweise zu Ihnen
und Ihrer Situation paßt. Dieses Buch soll einen Beitrag dazu leisten, Ihnen diese Entscheidung zu erleichtern. Es soll Sie in die
Lage versetzen, eine Misteltherapie informiert und qualifiziert
anzugehen. Vielleicht bietet es auch den Anstoß, sich neu und
anders mit der Krebserkrankung auseinanderzusetzen.

Für zahllose Anregungen, Gespräche, Hinweise, Diskussio-
nen und Informationen möchte ich mich ganz herzlich bedanken
bei der Hamburger Heilpraktikerin Hildegard Fuhrberg; bei
Arndt Büssing, Cristina Stumpf und Christoph Tautz vom Gemeinschaftskrankenhaus Herdecke; Elisabeth Pflanz, Matthias
Rostock und Gerhard Nagel von der Klinik für Tumorbiologie in

Vorwort 13

Freiburg; Gunver S. Kienle und Helmut Kiene vom Institut für angewandte Erkenntnistheorie und medizinische Methodologie in Freiburg; Hartmut Ramm vom Institut Hiscia in Arlesheim; Hans-Richard Heiligtag von der Lukas-Klinik in Arlesheim; Volker Fintelmann vom Krankenhaus Hamburg-Rissen; Dieter Wetzel und Hans Lentzen von der Firma Madaus in Köln; Thomas Stiefel von der Firma Biosyn in Stuttgart-Fellbach; Erika Merz und Dietrich Schlodder von der Firma Helixor in Rosenfeld und Thomas Schürholz von der Firma Weleda in Schwäbisch Gmünd.

Hamburg, im Juli 1999
Annette Bopp

Die Mistel für Geist, Seele und Körper

Was ist Krebs? Und was hat die Mistel damit zu tun? Diese Frage beschäftigt nicht nur Laboranten und Wissenschaftler, sondern jede und jeden, die/der an einem Tumorleiden erkrankt und Mistelpräparate anwenden will. Krebs ist eine sehr vielschichtige Krankheit. Sie unterliegt so vielen verschiedenen Einflüssen und wird durch so unterschiedliche Faktoren gefördert, daß es auch bei der Mistelbehandlung um mehr gehen muß als um Zellkulturen, Immun-Assays und kontrollierte Studien.

Die Behandlung mit der Mistel hat geisteswissenschaftliche, keine naturwissenschaftlichen Ursprünge.

Die Mistelbehandlung hat geisteswissenschaftliche, keine naturwissenschaftlichen Ursprünge

Rudolf Steiner, der Begründer der anthroposophischen Geisteswissenschaften, wies Anfang des Jahrhunderts darauf hin, daß man die Mistel als Heilpflanze bei Krebs einsetzen könne. Die Wirksamkeit des Mittels sei daran zu messen, daß Fieber erzeugt wird. Bei der Herstellung seien Sommer- und Wintersaft der Mistel zu vermischen. Steiner konnte seinerzeit noch nicht wissen, daß die Mistel zu diesen Jahreszeiten verschiedene Inhaltsstoffe produziert. Er hatte noch keine Ahnung von Lektinen und Viscotoxinen, von Polysacchariden oder Aminosäuren. Trotzdem hat er seine Empfehlung so ausgesprochen, und noch heute stellen die anthroposophischen Firmen Mistelpräparate nach Steiners Angaben her. Darüber

Neben ihrer zellulären, körperlichen Wirkung hat die Misteltherapie eine geistig-seelische Dimension

kann man geringschätzig lächeln, man kann es auch einfach so hinnehmen und staunen, wie berechtigt Steiners Hinweise waren, wieviel naturwissenschaftliche Bestätigung sie inzwischen erfahren haben.

Trotz dieser Daten kommen wir um die Auseinandersetzung mit den «anderen», den geistig-seelischen Wirkungen einer Misteltherapie nicht herum. Man kann sie nicht nachweisen und mit objektiven Meßgrößen erfassen. Sie lassen sich beobachten, aber (noch) nicht erklären. Sie geben Rätsel auf, die uns auf den Kern der Auseinandersetzung mit der Krankheit selbst stoßen.

Diagnose Krebs

Die Diagnose «Sie haben Krebs» stellt jede und jeden, die/der daran erkrankt, vor die Frage: Warum gerade ich? Sie bedeutet eine direkte Konfrontation mit dem Tod, mit der Endlichkeit des Lebens. Wir vergessen dabei oft, daß dies im Kern für alle anderen schweren Krankheiten ebenso gilt. Auch ein Herzinfarkt kann tödlich sein, ein Schlaganfall kann lebenslange Behinderungen nach sich ziehen. Trotzdem drängen uns diese Krankheiten weniger massiv die Auseinandersetzung mit dem Tod und dem Sterbenmüssen auf. Sie wirken meist weniger ängstigend, weniger bedrohlich, obwohl sie sehr viel schneller lebensgefährlich oder tödlich sein können.

Die Diagnose Krebs konfrontiert immer auch mit elementaren Lebensfragen

Jede bzw. jeder zieht aus der Konfrontation mit der Diagnose Krebs andere Konsequenzen. Es sind sehr individuelle Schlußfolgerungen, bei denen es kein «richtig» oder «falsch» gibt. Häufig wird dabei klar, daß es darauf ankommt, nicht nur *am* Leben, sondern vor allem *im* Leben zu bleiben: ein gutes Leben zu führen, im Einklang mit sich zu sein, zufrieden, sich seiner selbst bewußt. Diese Aspekte fallen unter den Begriff «Lebensqualität». Doch weil jede/r etwas anderes darunter versteht, ist es sehr schwierig, Lebensqualität mit objektiv meßbaren Parametern zu fassen. Und damit wird auch verständlich, warum naturwissenschaftliche Meßgrößen allein die Wirkung der Mistel nicht vollständig erklären oder nachweisen können.

Was macht die Mistel mit mir?

Die geistig-seelische Dimension der Mistelbehandlung beinhaltet die Frage: Was macht die Mistel mit mir als Person? Die Mistel hat auf der zellulären Ebene die beiden Pole: Giftwirkung auf der einen Seite, Stimulation des Immunsystems auf der anderen. Was bedeutet das für die Psyche? Die Giftwirkung könnte der Aufforderung zur Auseinandersetzung entsprechen. Sie will sagen: «Wach auf, schau hin, was da mit dir passiert!» Sie mobilisiert, sie schreckt auf, fordert heraus. Sie weckt die Lebensgeister, die vorher vielleicht lange Zeit geschlafen haben. Die immunmodulierende Wirkung entspricht dagegen eher einer wärmenden, umhüllenden Komponente, die oft bei einer Misteltherapie zu beobachten ist. Schon allein die Steigerung der Körpertemperatur im Sinne eines leichten Fiebers zeigt diese Durchwärmung an, die bis in die Seele hineinreichen kann.

Krebskranke sind vor Ausbruch oder Entdeckung der Krankheit oft nicht in der Lage zu fiebern. Ihr innerer Thermostat steht auf «kalt». Die Mistel kann den Regler wieder auf «warm» stellen. Sie kann auch eine seelische Erstarrung auflösen helfen, die innere Wärme schüren und erhalten, seelische Verletzungen heilen, Wunden vernarben lassen.

Die Mistel sorgt für innere, alles umhüllende Wärme

Die Mistel kann dazu beitragen, Abstand zur Krankheit zu gewinnen. Das ist um so wichtiger, weil die Diagnose Krebs extrem verunsichert und verängstigt, nicht nur die Betroffenen selbst, sondern auch Angehörige häufig sogar Ärztinnen und Ärzte. Viele geraten regelrecht in Panik, setzen überstürzt eine Operation an, wo durchaus noch Zeit wäre, erst einmal nachzudenken, zur Ruhe zu kommen. Nur selten besteht der Zwang, sofort zu handeln.

Die Mistel kann helfen, die eigene Existenz souverän zu betrachten

Wer sich mit den existentiellen Fragen auseinandersetzen

will, mit denen die Krankheit konfrontiert, darf nicht mehr vom Entsetzen und von der Angst vor dem Tod oder der Endlichkeit des Lebens beherrscht werden. Die Mistel kann helfen, diese so wichtige Souveränität zu gewinnen. «Die Mistel trägt dazu bei, den Menschen in eine gewisse Autonomie von seiner Krankheit zu bringen, ihm Abstand zu verschaffen – auf der zellulären Ebene ebenso wie auf der geistigen», sagt Volker Fintelmann, der als Arzt über eine 30jährige Erfahrung mit Mistelpräparaten verfügt[1]. Die Mistel, so Fintelmann, könne bewirken, die Krankheit in gewissem Sinne als Partner zu sehen, mit dem man sich auseinandersetzen muß, und nicht als Gegner, den es niederzuknüppeln gilt.

Zum Vergleich erinnert er an eine Szene aus dem «Kleinen Prinzen» von Antoine de Saint-Exupéry. Der kleine Prinz begegnet dem Fuchs, der den kleinen Prinzen auffordert, ihn zu zähmen. Der kleine Prinz kann damit nichts anfangen, er weiß nicht, was er tun soll –

Dem Krebs begegnen heißt, sich mit der Krankheit vertraut zu machen

was bedeutet das: «zähmen»? Schließlich erklärt ihm der Fuchs: Zähmen bedeutet, sich vertraut machen.

Genau darum geht es bei einer Krebserkrankung. Es gilt, sich mit ihr vertraut zu machen, sie zu zähmen. Sie anzuschauen und herauszufinden: Was will sie von mir? Warum kommt sie gerade jetzt? Und: Was lasse ich wachsen anstelle eines neuen Tumors, wenn der erste entfernt worden ist?

Dabei werden Fragen aufgeworfen wie: Wer bin ich? Was will ich? Was will ich vom Leben, von Partnerin oder Partner, von Freunden, im Beruf? Was habe ich für Wünsche, die ich mir nie erfüllt habe? Wo bin ich mir selbst und anderen gegenüber nicht wahrhaftig? Wo handele ich anders, als ich denke und fühle? Wo verleugne ich mich selbst?

Die Konsequenzen sind weitreichend, oft schwer umzusetzen und nicht selten schmerzlich: Kein Theater mehr spielen, nicht über die Erwartungen anderer nachdenken, sondern die eigenen Werte in den Vordergrund stellen und akzeptieren.

Die Ohnmacht überwinden

Sich diesen Fragen zu stellen, bedeutet auch, herauszufinden aus der Opferrolle, in die die Krankheit so verführerisch schnell und leicht drängt. Die Ohnmacht zu überwinden, die der Schock der Diagnose bedeutet. Das Selbstmitleid zu beenden, das Gefühl des Ausgeliefertseins an ein Schicksal, bei dem sich vermeintlich die ganze Welt gegen die eigene Person verschworen hat. Handlungsunfähig zu sein oder sich als handlungsunfähig zu betrachten, ist der größte Streß, dem ein Mensch ausgesetzt sein kann. Ein Streß, der die Krankheit meistens verschlimmert, aber nie lindert. Deshalb ist es so wichtig, sich aus dieser Ohnmacht zu befreien.

Es gilt, zusätzliche, eigene Möglichkeiten und Wege in der Krankheitsbewältigung zu erkennen, wieder selbstbestimmt und handlungsfähig zu werden; Mittel zu finden,

> *Nicht zum Opfer der Krankheit, sondern wieder handlungsfähig zu werden ist der erste Schritt zur Bewältigung*

die die herkömmlichen Methoden von «Stahl, Strahl und Chemie» – Operation, Bestrahlung, Chemotherapie – ergänzen. Eines dieser zusätzlichen Mittel ist die Mistel. Die Mistel kann dabei helfen, Frieden zu schließen mit der Krankheit. Im Grunde kann ja den Tumorzellen gar nicht daran gelegen sein, den Körper, in dem sie wachsen, zu zerstören. Wenn er stirbt, sterben sie mit. Sie stammen aus diesem Körper, und mit ihm gehen sie auch zugrunde. Genau genommen liegt es also sogar im Interesse der Krebserkrankung, «gezähmt» zu werden, weil sie sonst mit dem Menschen stirbt.

Das Bild eines Krebses

Wer über Krebs nachdenkt, stößt auch auf die Frage: Warum hat man dieser Krankheit einen Tiernamen gegeben – und dann auch noch gerade diesen? Was machen Krebse, wie leben sie?

Das im einzelnen zu analysieren, würde ein eigenes Buch füllen. Vielleicht nur soviel: Wenn man sich einen Krebs vorstellt, sieht man ein Tier, das sich schräg seitlich-rückwärts bewegt. Ein Tier, das sich in eine Höhle, ein «Haus» zurückzieht, das eigenbrötlerisch und relativ isoliert lebt. Zu diesem Bild hat wahrscheinlich jede und jeder seine eigenen Assoziationen: Ist die Krankheit ein Zeichen dafür, daß es mit mir zuwenig vorwärtsgeht? Soll sie mich aufrütteln, dazu animieren, das Leben wieder fester in die eigene Hand zu nehmen, vorwärtszublicken, statt zurück? Oder soll ich vielleicht erkennen, daß einige Umwege eher zum Ziel führen? Will sie mit mir die Kräfte messen, um aus mir etwas herauszuholen, was ich selbst in mir nicht vermutete? Und kann die Mistel mit der Dualität ihrer Wirkungen mir dabei Anstoß und Trost zugleich sein? Herausforderung und schützende Hülle? Auch diese Überlegungen zeigen: Eine Krebserkrankung führt zu einer intensiven Beschäftigung mit der eigenen Situation, mit dem eigenen Leben.

Wie auch immer diese Gedanken ausfallen und zu welchen Schlüssen sie führen – fest steht, daß mit technischen Mitteln alleine, ob Operation, Bestrahlung oder Chemotherapie, eine Krebserkrankung nicht immer geheilt werden kann. Es gehört oft mehr dazu als Physik und Chemie, so wie der Mensch sich auch nicht nur aus Haut, Fleisch, Blut und Knochen zusammensetzt. Es gibt noch etwas anderes, etwas Übergeordnetes, das den Menschen ausmacht, ihn führt und prägt. Wer diese Gedanken als nicht materialistisch rundweg ablehnt und als Hirngespinste abtut, wird auch mit der Mistel als therapeutischem Prinzip wenig anfangen können. Naturwissenschaftlich gesehen steht das Gebäude, mit dem ihre Wirkung erklärt werden kann, immer noch auf tönernen Füßen, auch wenn wir schon viel mehr wissen als noch vor einigen Jahrzehnten. Um die vielschichtige Wirkung der Mistel tatsächlich erklären zu können, wissen wir noch immer viel zuwenig. Möglicherweise braucht es diese spirituelle Dimension, um dem Wesen ihrer Heilkraft tatsächlich auf den Grund zu kommen.

Die Angst bewältigen

Selten kommt es vor, daß die Mistel eine Krebserkrankung heilt, aber sie kann ein Teil des Genesungsprozesses sein. In welchem Ausmaß sie den Prozeß beeinflußt, läßt sich kaum beurteilen. Niemand weiß besser als Krebskranke selbst, daß diese Krankheit lebenslang besteht. Auch wenn der Tumor entfernt ist, die Untersuchungen zeigen, daß nichts nachwächst und keine Metastasen zu entdecken sind – die Angst bleibt. Die Angst vor dem Rückfall.

Die Mistel kann dazu beitragen, diese Angst zu besiegen, diese alles beherrschende Angst vor der Krankheit, vor Schmerzen, vor körperlichen und seelischen Veränderungen, vor dem Tod. «Die Mistel wirkt entängstigend», sagt Volker Fintelmann.[2] Deshalb kann es auch sinnvoll sein, sie schon vor einer Operation, bei der ein Tumor entfernt werden soll, einzusetzen. Fast immer gibt es zwei bis vier Wochen Spielraum, in denen eine Behandlung mit Mistelpräparaten beginnen kann, um danach die Operation anzusetzen. In dieser Zeit besteht auch die Möglichkeit, sich mit den Konsequenzen der Operation näher zu befassen, die z. B. bei Brustkrebs für die betroffenen Frauen sehr einschneidend sein können.

Oft kann die Misteltherapie eine Krebserkrankung nicht dauerhaft aufhalten. Wohl aber kann sie dazu beitragen, daß der noch zu vollen-

Vor einer Operation ist fast immer genug Zeit, mit einer Misteltherapie zu beginnen

dende Weg in Würde gegangen werden kann, daß Frieden einkehrt, wo Verzweiflung war, und daß Abschied genommen werden kann, in Ruhe und Übereinstimmung mit sich selbst.

Wenn wir davon ausgehen, daß wir nicht nur einmal zur Welt kommen, kann man auch sagen, daß die Mistel dazu beiträgt, die in diesem Leben gestellten Aufgaben so gut wie möglich abzuschließen. Was ich jetzt leisten kann, muß ich nicht mit über die Schwelle nehmen. Die Mistel kann helfen, das Päckchen leichter zu machen.

Innere Stärke entwickeln

Die Mistel stärkt die Immunität auf der zellulären wie auf der psychischen Ebene. So wie die Immunzellen den Körper vor feindlichen Angriffen schützen, so kann die Mistel dazu beitragen, die seelische und menschliche Unversehrtheit zu bewahren oder wiederherzustellen. Denn vor allem diese wird durch die Krebserkrankung zerstört. Oft macht der Krebs auf drastische Weise einen Zustand deutlich, der im Inneren schon jahrelang bestand, aber stets verleugnet wurde. Bei vielen Krebskranken wurde die seelische und menschliche Integrität nachhaltig verletzt – durch jahrelange Kränkungen und Entwertungen, durch Unterdrücken von Kreativität, durch ständige Aufopferung für andere, durch ungeliebte Berufe, durch Liebesentzug und Nichtachtung, durch Entfremdung vom eigenen Selbst.

Die Mistel kann zum Schutz der seelischen Unversehrtheit beitragen

«Krebs entsteht oft dann, wenn das Leben keinen Sinn mehr macht», sagt Volker Fintelmann[3]. Vielen Krebskranken ist das nicht bewußt. Sie glauben, zufrieden und ausgeglichen zu sein – und in Wahrheit sind sie es überhaupt nicht. Sie haben nur lange genug trainiert, sich in den Kulissen, die sie um sich herum aufgebaut haben, einzurichten, mit ihnen zu leben. Diese Kulissen bilden eine schützende Szenerie, die davor bewahrt, die eigenen Wünsche und Sehnsüchte zu erkennen und danach zu handeln.

Die Misteltherapie kann dazu beitragen, diese verschütteten Wahrheiten ans Licht zu holen, sich ihnen zu stellen, die Kreativität in sich selbst auszugraben und zu entfalten. Denn gerade ein Mangel an schöpferischer Kraft kann Krebs fördern. Nicht ohne Grund äußern viele Krebskranke nach der Diagnose den Wunsch, kreativ zu werden. Sie beginnen zu malen, zu fotografieren, zu schreiben, zu musizieren, mit Ton, Holz oder Stein zu arbeiten, Stoffe zu bedrucken, zu nähen, Kleider zu entwerfen und was es an kreativen Tätigkeiten noch alles gibt. Die Mistel kann helfen, diese Fähigkeiten zu entdecken und freizusetzen.

Viele Krebskranke finden mit der Misteltherapie auch einen neuen Zugang zu ihrem Körper. Sie lernen, auf

Lernen Sie, auf Ihre Körpersignale zu hören und sie zu respektieren

ihn zu hören, seine Zeichen wahrzunehmen, ihn zu be-*achten*. Auch hier geht es darum, dieses unheimliche Geschehen im Körperinneren zu zähmen, indem ich mich damit vertraut mache. Das ist um so wichtiger, als Operation, Bestrahlung und Chemotherapie das Gefühl für den eigenen Körper nachhaltig stören. Diese Erfahrungen sind verwirrend und beängstigend. Auch dabei kann die Mistel helfen, Souveränität und Gelassenheit wiederzufinden.

Sich auf die Mistel einlassen

Eine weitere geistig-seelische Dimension der Mistelbehandlung drückt sich in Beobachtungen aus, die uns immer wieder vor neue Rätsel stellen. Warum zum Beispiel wirkt Mistelextrakt von verschiedenen Wirtsbäumen unterschiedlich? Was sind das für Kräfte, die sich da entfalten? Wie kommt es, daß sehr offene, verletzliche, sensible, selbstlose Menschen oft wesentlich besser auf Birken- und Apfelbaummmistel ansprechen, jedoch weniger auf Eichen- oder Nadelbaummmistel? Findet da die Offenheit und Verletzlichkeit des Menschen ihre Entsprechung in der Morphologie der Bäume? In der Birke mit ihrer Leichtigkeit und Helligkeit, ihrer Transparenz und Fragilität? Oder im Apfelbaum mit seinen einladend geöffneten Zweigen, seiner Erdverbundenheit und seiner selbstlosen Früchteproduktion?

Es könnte etwas dran sein. Denn umgekehrt reagieren verschlossene, in sich gekehrte Menschen, die ihrem Ärger keine Luft machen können, die alles in sich hineinfressen, eher auf Eichen- oder Tannenmisteln. Hat das etwas zu tun mit der Knorrigkeit der Eiche, ihrer Düsternis, ihrer Introvertiertheit, aber

Sich auf die Mistel einlassen   23

auch mit der enormen Kraft, die in ihr schlummert? Oder mit der Geradlinigkeit der Tanne, ihrer Abgeschlossenheit nach innen, mit ihrem Wuchs, bei dem die dicht benadelten Zweige das Innere vor allem, was von außen kommt, beschützen?

Entfaltet die Mistel da Eigenschaften, die sie aus dem Wirtsbaum bezieht, in sich speichert und dann über den Gesamtextrakt, also ihr innerstes Sein, an den Menschen weitergibt? Das vermag zur Zeit niemand zu sagen. Es sind Kräfte, die mit gängigen naturwissenschaftlichen Methoden nicht zu fassen sind.

Darüber hinaus läßt sich auch eine Verbindung zwischen Krebsart und Wirtsbaum herstellen. So gibt es bestimmte Empfehlungen, welche Krebsarten welchen Wirtsbäumen zugeordnet werden sollen (siehe Seite 87). Auch diese Empfehlungen beruhen weniger auf naturwissenschaftlichen Erkenntnissen, als vielmehr auf philosophischen und botanisch-geschichtlichen Betrachtungen, oder sie resultieren aus Erfahrungen mit der Misteltherapie.

Die Mistelbehandlung muß angepaßt und ausprobiert werden wie ein Wanderschuh

Auch wenn sie noch nicht zu erklären sind, lohnt es sich, sich mit solchen Kräften auseinanderzusetzen. Die Hamburger Heilpraktikerin Hildegard Fuhrberg, die seit 20 Jahren mit Mistelpräparaten arbeitet, ermutigt ihre Patientinnen und Patienten, mit der inneren Wesenheit der Mistel-Wirtspflanze, von der das Mistelpräparat stammt, in Verbindung zu treten: «Ob die Mistel hilft, hängt davon ab, wie ich ihr begegne.»[4] Es gelte, sich der Bilderwelt zu öffnen, die mit dieser Pflanze verbunden ist. Über solche Phantasiereisen oder Meditationen öffnet sich oft die Tür zum Wesen der Pflanze und dann auch zur Krankheit bzw. der eigenen Person. Da macht es schon einen Unterschied, ob das Heilmittel von einer dunklen, großen Tanne stammt oder von einem lichten, durchlässigen Weidenbusch, ob es ein früchtetragender Apfelbaum mit seinem rosa Blütenregen im Frühling ist oder eine spät grünende Eiche, die im Herbst in ihren Blättern kein Feuer entfacht, sondern braunes, verwelktes und die Erde übersäuerndes Laub abwirft, die aber einen ungeheuer kunstvollen Wuchs aufweist, wo jedes Ästchen seinen sinnvollen Platz hat.

Die Mistel, so Hildegard Fuhrberg, ist «wie ein Wanderschuh. Wenn ich laufen will, muß ich ihn anziehen und nicht in den Schrank stellen.»[5] Es genügt nicht, ihn zu kaufen und anzusehen. Man muß ausprobieren, ob er paßt, ob der Fuß genügend Platz hat, ob man bequem damit laufen kann. Und dann muß man damit wandern. Erst dabei stellt sich heraus, ob der Schuh wasserdicht ist, ob man damit über Geröll laufen kann, ohne ins Rutschen zu kommen, oder ob man ständig damit umknickt und sich weh tut. Mehr noch: Die Schuhe allein reichen als Wanderausrüstung nicht aus. Man braucht auch strapazierfähige Socken, Hosen, Hemden, einen Hut und evtl. sogar Pickel und Steigeisen.

Die Frage ist allerdings, wo die Wanderung hingehen soll. Die Mistel ist nur ein Teil eines Gesamtkonzepts, das darauf abzielt, eine «grundlegende Neuorientierung des Lebensentwurfs zu erarbeiten, der begeistert und lösungsorientiert mutig erarbeitet werden muß», sagt Hildegard Fuhrberg. «Mehr noch als alles andere braucht es für diese herausfordernde Wegstrecke eine Orientierung, ein verlockendes Ziel. Das jedoch gibt die Mistel nicht vor. Eine einfache Rückkehr in das Leben vor der Diagnose Krebs ist trotz widerstreitender Gefühle nicht immer eine begeisternde Perspektive für Krebskranke. Etwas zu finden, wofür sich jede Mühe und jedes Werkzeug lohnt, darin liegt der Schlüssel einer Behandlung.»[6]

Die Mistel ist keine alternative, sondern immer nur eine ergänzende Therapie

Auf die Mistelbehandlung übertragen bedeutet das: Mit dem Spritzen allein ist es nicht getan. Das Mistelpräparat muß mit Bedacht gewählt werden. Die Anwendung muß sehr genau beobachtet und verändert werden, wenn es nötig ist. Und: Die Mistel allein genügt nicht, um Krebs zu behandeln. Deshalb ist eine Mistelbehandlung auch keine alternative, sondern immer nur eine ergänzende Therapie. Sie ist ein wichtiges Werkzeug, aber längst nicht das einzige.

Sich auf die Mistel einlassen

Eine heilkräftige Pflanze mit langer Tradition

Um die Mistel ranken sich vielerlei Mythen. Der Glaube an ihre Zauberkraft reicht bis in die Antike zurück.

Magischer Zweig

In der «Aeneis», dem berühmten Heldenepos des altrömischen Dichters Vergil, verhilft ein Mistelzweig Aeneas, dem letzten Sohn der untergegangenen Stadt Troja, sich Zugang zur Unterwelt zu verschaffen, um seinen verstorbenen Vater wiederzusehen: «Als Aeneas bei der kumäischen Sibylle nach dem Weg fragt, weist diese ihn an, zunächst einen Zweig zu suchen, dessen Laub hoch oben im Geäst golden leuchtet wie die Mistel im finsteren winterlichen Wald. Ohne diesen Zweig – so die weise Frau – könne er wohl den Weg hinab antreten, doch erst dessen Besitz sichere ihm auch wieder den Weg hinauf, aus der Unterwelt zurück in die Welt des Lebens und des Lichtes. Von zwei plötzlich auftauchenden Tauben geführt, findet Aeneas auf einer Eiche den Zweig, dessen Blätter im Wind klirren und wie jene der Mistel golden blinken. Er trägt den Zweig zur Sibylle, und gemeinsam begeben sie sich auf die gefahrvolle, Aeneas' ganzen Mut fordernde Reise in die Unterwelt. Als die Reisenden an den breiten Strom gelangen, der in der Unterwelt das Reich der Unbestatteten vom Reich der Begrabenen trennt, zürnt der dort tätige Fährmann heftig. Er brüllt Aeneas an und weigert sich zunächst, ihn an das andere Ufer zu fahren, da er ein Lebender sei. Da jedoch holt die Sibylle unter ihrem Gewand den mitgeführten goldenen Zweig hervor, und dessen lang gemißter Anblick erweicht und beglückt den Fährmann so sehr, daß er, ohne zu zögern, seinen Kahn freimacht und die Wanderer an das jenseitige Ufer des Stromes übersetzt. Aeneas und die Sibylle gelangen schließlich an eine Gabelung des Weges, von wo der linke Pfad hinab in die Hölle, der rechte aber in das Reich der Seligen, das Elysium, führt. Den rechten Weg weiterschreitend, kommen sie bald darauf an das ersehnte Ziel, und ganz vorn an die Schwelle des Tores, das den Weg in das Reich der Seligen freigibt, heftet Aeneas auf Geheiß der Sibylle den goldenen Zweig. Dieser Zweig ist das Opfer, das er der in die Unterwelt gebannten Göttin Proserpina darbringt. Nun darf Aeneas das Elysium betreten und dort voller Glück seinen seligen Vater Anchises in die Arme schließen. Anchises belehrt seinen Sohn ausführlich über das Wesen des Menschen, über dessen Schicksal und die himmlischen Gesetze seines Werdens. Reich

Für Aeneas war die Mistel der Eintritt in das Reich der Seligen

beschenkt nimmt Aeneas Abschied und begibt sich wieder hinauf in die Erdenwelt, wo seine Gefährten ihn erwarten, um zu neuen, herrlichen Taten aufzubrechen.»[7]

Vom Mordwerkzeug zum Amulett

Im frühen Mittelalter spielt die Mistel in der «Edda», einer Sage isländischen Ursprungs, eine zentrale Rolle. Darin wird ein Mistelzweig zum Mordwerkzeug: «Baldur ist der lichte Gott des Asenvolkes, und ihn träumt, daß sein Tod bevorstehe. Voller Sorge nimmt Frigg, seine Mutter, darauf alle Wesen der Welt in Eid, dem Baldur kein Leid zuzufügen. Die Asen feiern auf diese gute Nachricht hin ein ausgelassenes Fest. Sie versuchen, Baldur zu schlagen und zu treffen, doch kein Hieb, keine Waffe vermag ihrem Liebling zu schaden. Das ergrimmt den Loki, den listigen Bruder des Baldur. Er verkleidet sich als altes Weib und erschleicht von Frigg das Geheimnis, daß ein Wesen ausgenommen blieb vom bindenden Eid. Die Mistel, die westlich von Walhall auf einem Baume wächst, erschien der Baldur-Mutter zu jung für diese Pflicht. Ohne Zögern macht sich Loki auf den

Weg, reißt den Mistelzweig aus dem Baum und begibt sich zurück zum Fest der Asen. Dort steht, ein wenig abseits, der blinde Hödur. Er nimmt nicht teil am bunten und fröhlichen Treiben, weil er nicht sieht, wohin zu zielen, und nichts hat, womit zu werfen. Loki bedrängt ihn, sich auch in das ausgelassene Treiben zu mischen, und mahnt ihn, dem Baldur die gebührende Ehre zu erweisen. Er, Loki, werde ihm eine Waffe reichen und die Richtung weisen, in die er zu zielen habe. Spricht's, drückt Hödur den Mistelzweig in die Rechte, lenkt den Arm des Blinden in die Richtung, wo Baldur steht, und heißt ihn werfen. Hödur folgt, und augenblicklich fällt Baldur, tödlich getroffen, um.»[8]

Im späten Mittelalter vereinnahmte die christliche Mythologie die Mistel, der der Aberglaube magische Kräfte nachsagte. Schmuckstücke aus Mistelholz fanden Eingang in die christlichen Bräuche: Amulette, Brustkreuze, Rosenkränze wurden aus Mistelholz geschnitzt. Vielerorts wurden Mistelzweige am Palmsonntag unter die Weidenkätzchen gebunden und von Priestern geweiht.

Zaubertrank und Fruchtbarkeitssymbol

Druiden, keltische Priester mit dem Vorrecht zur Ausübung der Heilkunde, schnitten die Mistel mit goldenen Sicheln am sechsten Tag nach Vollmond von einer Eiche und brauten aus der als heilig geltenden Pflanze kräftigende und heilsame Tinkturen und Tränke. Dieser Mistelkult findet in den heutigen «Asterix»-Geschichten mit der Figur des Miraculix und seinem Zaubertrank, der den Galliern übermenschliche Kräfte verleiht, seinen Niederschlag.

Die heiligen Eichenmisteln der alten Druiden sind auch heute noch sehr selten und vor allem in Frankreich zu finden

«Drudenfuß», «Hexenbesen» und «Donnerbesen» sind alte Bezeichnungen für die Mistel – und deutliche Hinweise auf die geheimnisvollen, magischen Eigenschaften, die ihr zugeschrieben wurden.

Auch heute noch hängen in vielen Wohnräumen um die Weihnachtszeit Misteln über dem Türrahmen. Sie sollen Gesundheit, Fruchtbarkeit und Wohlergehen im neuen Jahr sichern. Wenn sich ein Paar darunter küßt, sei ihm ein reicher Kindersegen sicher, heißt es.

In der Volksmedizin galt die Mistel als heilsam bei Menstruationsstörungen, Epilepsie und Bluthochdruck. Ihre krebsbekämpfenden Eigenschaften wurden jedoch erst in diesem Jahrhundert entdeckt.

Heilpflanze gegen Krebs

Im Jahr 1916 äußerte sich Rudolf Steiner, der Begründer der anthroposophischen Geisteswissenschaften, erstmals zu den Möglichkeiten einer Krebstherapie mit Mistelextrakten. Die Ärztin Dr. Ita Wegman griff seine Anregungen auf und entwickelte mit einem Züricher Apotheker das erste Mistelpräparat *Iscar*, das 1926 in *Iscador* umbenannt wurde.

1920 beschrieb Steiner den Zusammenhang zwischen Krebserkrankungen und der Mistel näher und gab seine Erkenntnisse in verschiedenen Kursen auch an Ärzte weiter. Bis zu

Rudolf Steiner hatte Anfang des 20. Jahrhunderts erstmals die Idee, die Mistel als Heilpflanze bei Krebs einzusetzen

seinem Tod im Jahr 1925 schrieb Rudolf Steiner zahlreiche Empfehlungen und Anregungen zur Misteltherapie nieder, auf die sich anthroposophische Ärzte auch heute noch beziehen.

1935 wurde der Verein für Krebsforschung gegründet, dem mittlerweile das Forschungsinstitut Hiscia und die Lukas-Klinik in Arlesheim (Schweiz) angehören. Beide sind maßgeblich an der Mistelforschung und -therapie beteiligt. An der Lukas-Klinik verfügt man über die längsten Erfahrungen bei der klinischen Anwendung des Mittels am Menschen. Am Institut Hiscia

werden die Kultivierung der Mistel auf verschiedenen Wirtsbäumen sowie ihre Auswirkungen auf die menschliche Immunologie erforscht.

Darüber hinaus gibt es inzwischen zahlreiche weitere
Arbeitsgruppen, die sich mit Mistelforschung beschäftigen,
u. a. an der Klinik für Tumorbiologie in Freiburg, an den Uni-
versitäten Tübingen, Köln und Witten-Herdecke, am Gemeinschaftskrankenhaus Herdecke, am Carl-Gustav-Carus-Institut in
Niefern-Öschelbronn, am Institut für angewandte Erkenntnistheorie und medizinische Methodologie in Freiburg, am Euro-
päischen Institut für onkologische und immunologische Forschung in Berlin sowie bei den verschiedenen Herstellerfirmen
für Mistelpräparate.

Steiners geisteswissenschaftlicher Ansatz

Daß Steiner gerade die Mistel als Heilmittel gegen Krebs empfohlen hat, geht auf Parallelen zurück, die er zwischen dieser
Pflanze und dem Wesen der Krankheit sah. Bösartige Tumore
sind nach anthroposophischer Auffassung «Fehlbildungen, die
zur falschen Zeit am falschen Ort» im menschlichen Körper
wachsen[9]. Ebenso ist die Mistel eine Pflanze, die – gemessen an
den üblichen Gesetzmäßigkeiten der Botanik – am falschen Ort
wächst, nämlich auf Bäumen, nicht in der Erde, und zur falschen
Zeit blüht und fruchtet, nämlich im Winter, nicht in der warmen
Jahreszeit. Sie ernährt sich nicht selbst, sondern bezieht einen
Gutteil ihrer Nährstoffe von dem Baum, auf dem sie wächst.
Ebenso ernährt sich ein Tumor von dem Körper, in dem er sich
gebildet hat. Die Mistel spiegelt also gewissermaßen das Krebsgeschehen im Pflanzenreich.

Aus diesen Eigenschaften folgerte Steiner, daß die Mistel dem
Krebswachstum beim Menschen entgegenwirken könne. Diese
mögliche Wirkung leitete er allein aus seinen geisteswissenschaftlichen Erkenntnissen ab, nicht aus naturwissenschaftli-

chen Experimenten. Steiner selbst hat es noch erlebt, daß Krebskranke aufgrund einer Behandlung mit Mistelextrakten geheilt
werden konnten oder mit Krebs als chronischer Krankheit besser
fertig wurden.

Die Skepsis vieler Ärztinnen und
Ärzte gegenüber der Anwendung der
Mistel als Heilpflanze in der Krebsbe-
handlung beruht auf diesem geistes-

*Die Misteltherapie bei Krebs wurde
von der konventionellen Medizin
lange Zeit strikt abgelehnt*

wissenschaftlichen Hintergrund. Konventionellen Medizinerinnen und Medizinern fehlt die rationale Begründung, warum die
Mistel überhaupt wirksam sein soll. Es stellt sich aber immer
mehr heraus, daß viele von Steiners Vermutungen durchaus
nicht ins Leere gehen. Vor allem in jüngster Zeit werden sie immer deutlicher durch naturwissenschaftliche Forschungen be-
stätigt. Damit bewahrheitet sich auf erstaunliche Weise auch
eine weitere Aussage Steiners, der glaubte, daß die Misteltherapie bei Krebs eine Brücke zwischen anthroposophischer und
naturwissenschaftlicher Medizin schlagen könne.

Botanische Merkmale der Mistel

Es gibt rund 1400 Pflanzen, die im weitesten Sinne als Mistel bezeichnet werden. Gemeinsam ist allen, daß sie nicht in der Erde, sondern auf Bäumen wachsen. In Europa ist die Weißbeerige Mistel (*Viscum album*) am weitesten verbreitet. Aus ihr werden die Medikamente hergestellt, die heute gegen Krebs eingesetzt werden. Die Weißbeerige Mistel wächst auf Laubbäumen (*Viscum album* ssp. album), auf Kiefern (*Viscum album* ssp. austriacum) oder auf Tannen (*Viscum album* ssp. abietis). Die Abkürzung ssp. steht für subspezies. Die lateinische Bezeichnung für Kiefer ist *Pinus*, für Tanne *Abies*, für Eiche *Quercus*, für Apfelbaum *Malus*, für Ulme *Ulmus*. Diese Wörter tauchen auch auf den verschiedenen Präparaten auf, dann allerdings in der Genitiv-Form, also als *Pini*, *Abietis*, *Quercus*, *Mali*, *Ulmi* usw.

Die Laubbaummistel bevorzugt Apfelbaum und Pappel, sie wächst aber auch auf Ahorn, Birke, Linde, Robinie, Weide, Weißdorn und Mandel. Auf Eichen gedeiht sie nur selten. Ebenso selten bewohnt sie Esche, Nuß- und Birnbaum, Hasel und Platane. Auf Buchen kommen Misteln überhaupt nicht vor. Warum, hat bisher noch niemand herausgefunden.

Die Weißbeerige Mistel kommt in ganz Europa vor, in Nordafrika, im vorderen Orient und in Zentralasien und Japan. Sie gedeiht überall dort, wo es feucht und hell genug ist. Extremen Frost übersteht sie nicht, deshalb wächst sie in Nordeuropa nur vereinzelt. Im Süden beschränkt zu starke Sonneneinstrahlung und Trockenheit ihr Vorkommen. Die seltenen Eichenmisteln wachsen vor allem in Frankreich, wo sie besonders günstige Bedingungen vorfinden.

> «Nichts an dieser Pflanze ist normal.»

Die erste umfangreiche Darstellung von Wachstum und Biologie der Mistel verfaßte Anfang dieses Jahrhunderts der Botaniker Karl von Tubeuf. Seine Mistel-Monographie ist heute noch gültig. Von ihm stammt der vielzitierte Satz: «Nichts an dieser Pflanze ist normal.»[10]

Bei der Mistel ist alles anders

Die Mistel unterscheidet sich in fast allen Merkmalen von einer normalen Pflanze:

- Sie wächst nicht in der Erde, sondern auf Bäumen.
- Sie hat keine Wurzeln, sondern nur einen «Senker», mit dem sie sich im Holz ihres Wirtsbaums verankert. Der Senker breitet sich nicht im Baum aus wie Wurzeln in der Erde, sondern wächst mit dem Baum nach außen, in die Peripherie. Mit Hilfe des Senkers wird die Mistel von ihrem Wirtsbaum mit Wasser und Mineralien versorgt.
- Die Mistel betreibt – wie alle Pflanzen – über den grünen Farbstoff (Chlorophyll) in Blättern und Stengeln mit Hilfe des Sonnenlichts selbst Photosynthese. Somit wäre sie durchaus in der Lage, die nötigen organischen Nährstoffe eigenständig herzustellen, deshalb gilt sie auch als Halbschmarotzer. Trotzdem bezieht sie einen großen Teil der organischen Stoffe ebenfalls von ihrem Wirtsbaum, und zwar kurioserweise vor allem im Frühling, wenn sie am meisten Licht zur Verfügung hat, weil die Bäume noch nicht voll belaubt sind.

> *Die Mistel ist ein Halbschmarotzer. Theoretisch könnte sie die nötigen organischen Nährstoffe selbst herstellen*

- Die Mistel verhält sich in Wachstum und Fruchtreife entgegengesetzt zu allen anderen Pflanzen. Im Winter, wenn die normale Vegetation ruht, durchläuft die Mistel einen Wachstums- und Regenerationsschub. Sie ruht im Sommer und Herbst, wenn die anderen Pflanzen üppig grünen, blühen und Früchte tragen. Die Mistel blüht im Februar und trägt im November und Dezember Früchte.

- Anders als normale Laubblätter haben Mistelblätter keine ausgeprägte Ober- und Unterseite, und sie richten sich nicht nach der Sonne aus. Die Spaltöffnungen, mit denen Kohlendioxid und Wasser aufgenommen bzw. abgegeben werden, überziehen sowohl die Ober-, als auch die Unterseite (bei den anderen Pflanzen liegen sie nur an der Blattunterseite). Das Blatt selbst ist von fünf kaum verzweigten Leitbahnen durchzogen, die sich geradlinig – und nicht wie sonst netzartig – über das Blatt ausbreiten. Ähnlich einfache Blattstrukturen weisen normale Pflanzen nur im Keimstadium auf.

Junge Mistel im dritten Wachstumsjahr

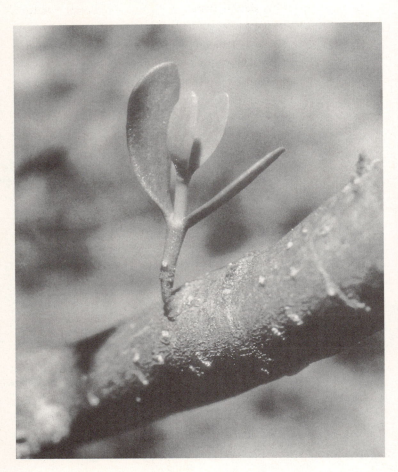

- Die Mistel sieht immergrün aus, die Blätter bleiben aber im Durchschnitt nur anderthalb Jahre am Mistelbusch. Auf Ulmen und Tannen allerdings können Mistelblätter auch drei- oder sogar vierjährig werden. Wenn sie abfallen, sind sie noch grün und kaum verwelkt.
- Die Mistel wächst extrem langsam. Während andere Pflanzen nach dem Keimen innerhalb kurzer Zeit viele Blätter treiben, bildet die keimende Mistel erst im zweiten Jahr zwei kleine Blättchen aus. So erscheint ihr Wuchs stark gehemmt und gestaucht.
- Erst nach fünf bis sieben Jahren bilden sich die ersten Blüten.
- Der Same (Embryo) in der weißen Beere ist grün und für sein Überleben auf das Licht angewiesen, das durch die transparente Fruchthülle durchscheint.
- Die Mistel wächst in alle Himmelsrichtungen, auch nach unten, unabhängig von Licht und Schwerkraft, so daß sie letztlich eine kugelige Gestalt annimmt. Dieses Phänomen gibt es bei keiner anderen Pflanze.

Entwicklung einer Mistelpflanze

Die Mistel wird durch Vögel verbreitet. Misteldrosseln fressen in den Wintermonaten die reifen Beeren. Die Samen gelangen unverdaut über den Kot wieder ins Freie und bleiben mit den anhaftenden klebrigen Resten der Fruchthülle an einem Ast kleben.

Anders verläuft die Ausbreitung über die Mönchsgrasmücke, die im März aus dem Süden in unsere Gefilde zurückkehrt. Sie pickt die Beeren ab und frißt nur die saftige Hülle.

Die Mistel wird durch Misteldrosseln, im Frühjahr und Sommer auch durch die Mönchsgrasmücke verbreitet

Den klebrigen Kern läßt sie liegen, und zwar vorwiegend dort, wo sie gefressen hat, also auf einem Zweig des Wirtsbaumes in der Nähe des Mistelstrauches.

Ob ein Mistelembryo keimt, hängt davon ab, ob er auf einem zu ihm passenden Wirtsbaum hängenbleibt. Laubbaummisteln können nur auf Laubbäumen gedeihen, wobei es besonders schwierig ist, sie auf Eichen zum Keimen zu bringen. Kiefernmisteln können nur auf Kiefern gedeihen, nicht auf anderen Nadelhölzern. Das gleiche gilt für die Tannenmistel. Nur auf Ginster können sowohl Laubbaum-, als auch Tannen- und Kiefernmisteln gleichermaßen wachsen, was aber nur selten vorkommt. Laubbaummisteln hingegen sind nicht auf ein und dieselbe Art des Wirtsbaumes angewiesen. Apfelbaummisteln wachsen auch auf Eichen, Ulmen, Pappeln oder Birken.

Der Same kann dank seiner schleimig-leimigen Hülle monatelang auf dem Ast liegenbleiben, bis er im April beginnt auszukeimen. Dabei bildet sich ein dünner Stengel und schmiegt sich an die Baumrinde. Er entwickelt eine Haftscheibe, mit der er sich am Baum festhält. Aus der Mitte der Haftscheibe wächst nun ein Saugorgan (Haustorium), das sich mit Hilfe von mechanischem Druck und von ihm abgegebenen chemischen Substanzen durch die Baumrinde hindurch bis zur Kambium-Schicht vorschiebt. Dort angekommen beginnt die Mistel mit der Bildung eines sogenannten Senkers, der in das Holz eingebettet wird. Im Holz steigen Wasser und Mineralien aus den Wurzeln des Baumes auf, und die Mistel bezieht von nun an Nährstoffe aus dieser Schicht des Baumes. Wenn der Baum im Lauf der Jahre immer dicker wird, wird der Senker von dem Holz umschlossen, was die Mistel in ihrem

Die Mistel wächst extrem langsam. Erst vier Jahre nach dem ersten Austreiben beginnt sich der Trieb zu verzweigen

Wirtsbaum festhält. Der Senker wächst dabei jedoch nicht selbst aktiv in die Tiefe, sondern nur nach außen mit der größer werdenden Pflanze mit. Der Baum integriert den Senker in sein eigenes Wachstum und umschließt ihn nach und nach mit den vom Kambium aus nach innen zunehmenden Holzschichten.

Wenn der Senker im Spätsommer im Holz festen Halt gefunden hat, ruht der Keim bis ungefähr April des nächsten Jahres.

Erst dann richtet er sich auf, und aus der Spitze des Keimes wachsen zwei kleine Blättchen heraus. Daraufhin folgt wiederum eine einjährige Ruhepause.

Im folgenden Frühjahr wächst auf dem Vorjahreskeim erneut ein kurzer Stengel mit wiederum zwei Blättchen, die ersten Blättchen können abfallen. Danach stellt die junge Mistel wieder ihr Wachstum ein und ruht bis zum folgenden Frühjahr.

Dann – also vier Jahre nach dem ersten Austreiben – wachsen aus der Mitte des Triebes drei neue Stengel: einer in der Mitte und zwei seitlich, mit je zwei Blättchen. Von da an bilden sich jeweils im Frühjahr neue Stengel und Blättchen, aber immer nur in den Achseln der Vorjahrestriebe und immer nur jeweils zwei mit je zwei Blättern. Die zentrale Knospe dagegen wird zum Blütenstand. Auf diese Weise wächst der Mistelbusch sehr langsam und gewinnt erst im Lauf vieler Jahre seine kugelrunde Form.

Die Mistelblätter bleiben grün, bis sie in ihrem zweiten Lebensjahr abfallen, ohne vorher zu welken. Sie behalten – anders als normale Blätter – zeitlebens ihre Fähigkeit zu wachsen und werden auch im zweiten Jahr noch einmal ein Stück länger und breiter.

Die Mistel ist zweihäusig, das heißt, männliche und weibliche Blüten wachsen getrennt voneinander auf zwei Pflanzen. Misteln blühen erst im fünften bis siebten Jahr zum ersten Mal, jahreszeitlich gesehen allerdings weit vor allen anderen Pflanzen, im Februar und März. Ihre Blütenstände sondern eine Art Nektar mit orangenähnlichem Duft ab, der Ameisen und Fliegen anlockt, die für die Bestäubung sorgen. Die befruchteten weiblichen Blütenstände ruhen bis ungefähr Ende Juni. Dann entwickeln sich über die Sommermonate hinweg die Früchte, die zu Advent, Anfang Dezember, reif sind und als weiße Scheinbeeren aufleuchten. Wie beim Menschen dauert es neun Monate, bis die Frucht endgültig ausgereift ist.

Der Mistelembryo liegt im Nährgewebe der Scheinbeere, ohne wie die meisten anderen Samen von einer harten Schale umgeben zu sein. Von selbst keimen Mistelembryonen nicht aus. Sie können die ledrige Fruchthülle nicht durchdringen oder in Feuchtigkeit aufquellen. Erst wenn ein Vogel die Beere frißt, wird der Mistelembryo freigesetzt und kann sich mit den klebrigen Fruchtfleischresten an der rauhen Rinde eines Astes anheften.

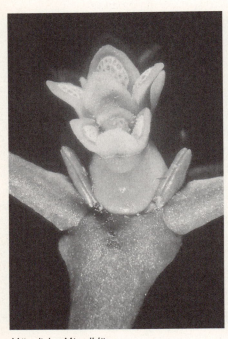 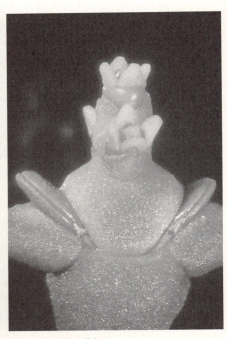

Männliche Mistelblüten   *Weibliche Mistelblüten*

Hokuspokus oder nachprüfbare Medizin?

Bis heute wird eine Mistelbehandlung von vielen Ärztinnen und Ärzten rundweg abgelehnt. Sie entbehre jeder wissenschaftlichen Grundlage, heißt es. Für Mistelpräparate gebe es keinen Wirksamkeitsnachweis, ihre Anwendung beruhe auf obskuren Hinweisen, die wenig plausibel seien. Man könne die Behandlung genausogut unterlassen.

Anthroposophische Ärztinnen und Ärzte, die Mistelpräparate anwenden oder Krebskranken empfehlen, werden von vielen Medizinerinnen und Medizinern nicht für voll genommen und verächtlich als «Spinner» abgetan. Ihr Verständnis von ganzheitlicher Heilkunst, die nicht nur den Körper betrachtet, sondern Geist und Seele des Menschen mit einbezieht, können die meisten nicht nachvollziehen.

Viele Schulmediziner/innen finden keinen Zugang zu der Denkweise, die in Krankheiten auch Schicksalsereignisse sieht und Fragen nach Lebensänderungen aufwirft oder den Stellenwert von Krankheit im Lebenszusammenhang zu erfassen versucht. Die seelisch-geistige Dimension einer Krankheit und darauf abzielende Behandlungsmethoden sind ihnen suspekt.

> *Die Misteltherapie beruht auf einer ganzheitlichen Sicht von Krankheit. Diese lehnen viele Schulmediziner/innen ab*

Entsprechend ablehnend war und ist auch die Haltung zur Anwendung von Mistelpräparaten, die lange Zeit auf Grundlage der geisteswissenschaftlichen Ausführungen Rudolf Steiners und nicht etwa aus naturwissenschaftlicher Erkenntnis heraus eingesetzt wurden.

Teilweise führt das zu pauschalen Diffamierungen, die es Krebskranken schwermacht, eine Misteltherapie gegenüber Ärztin oder Arzt zu vertreten und zu verteidigen.

Hokuspokus oder nachprüfbare Medizin?

Die Mistelbehandlung – eine «ungeprüfte Methode»?

Beispielsweise beim Krebsinformationsdienst des Tumorzentrums München heißt es, die Mistelbehandlung sei «nie in wissenschaftlich befriedigender Weise geprüft» worden. Die Mistelpräparate würden nach «besonderen, rational schwer verständlichen Prinzipien gewonnen und verarbeitet». Es gebe zwar «zahlreiche Untersuchungen, die aber schlecht geplant und realisiert» worden seien. Diese Untersuchungen «reichen nicht aus, um die Wirksamkeit sicher zu belegen». Dabei wäre es «durchaus möglich, genau definierte Mistelpräparate herzustellen und sie mit wissenschaftlich anerkannten Methoden zu prüfen».[11]

Diese Einschätzung legt nahe, bei der Mistelbehandlung handele es sich um eine von Herstellern und Anwendern absichtlich nicht wissenschaftlich geprüfte Methode auf nicht nachvollziehbarer Grundlage aus dem Bereich der «Außenseiter-» oder «*Alternativ*medizin». Und wer will schon etwas so wenig Vertrauenerweckendes anwenden? Dabei wird mißachtet, daß keine seriöse Ärztin oder Heilpraktikerin bzw. Arzt oder Heilpraktiker eine Misteltherapie tatsächlich *anstelle* von anderen Heilmethoden empfiehlt, also *alternativ*. Sie wird immer nur *zusätzlich* empfohlen, also *komplementär,* in Ergänzung zu den konventionellen Verfahren.

Eine Misteltherapie soll nicht anstatt einer Operation, Bestrahlung oder Chemotherapie erfolgen, sondern parallel dazu, als Ergänzung

Was veranlaßt Institutionen und Ärztinnen bzw. Ärzte, die Mistelbehandlung so pauschal abzulehnen und in Mißkredit zu bringen? Warum gilt sie als «Außenseitermethode», also als nicht dazugehörig, nicht anerkannt und damit auch: nichts wert? Was steckt hinter dieser undifferenzierten Betrachtung, die ja schon rein sachlich nicht stimmt (siehe Seite 101)?

Um das zu verstehen, muß man sich vor Augen führen, welche Denkrichtung in der Medizin heute dominiert, nämlich die naturwissenschaftliche, rein materialistische Sicht der Dinge.

Nur «wissenschaftlich begründete Methoden» (die sogenannte Schulmedizin) gelten als anerkannt, wirksam und sinnvoll. Wissenschaft wird dabei pauschal mit Naturwissenschaft, die sich auf physikalische und chemische Gesetzmäßigkeiten beruft, gleichgesetzt. Aus dieser Sicht müssen alle anderen Denkansätze, die darüber hinausgehen und z. B. geistig-seelische Aspekte mit einbeziehen wollen – der «ganzheitliche» Ansatz also –, als «Außenseitermethoden» abqualifiziert werden. Sie stehen außerhalb des als einzig richtig Erachteten, außerhalb des naturwissenschaftlichen Dogmas. Sie passen nicht ins vorgegebene Schema und müssen deshalb abgelehnt werden.

Fatalerweise wird heute oft Wissenschaft mit Naturwissenschaft gleichgesetzt

Diese verhärtete, in alten Paradigmen verhaftete Sichtweise wird der Situation und dem Bedürfnis der Patientinnen und Patienten (nicht nur der Krebskranken) nach einer ganzheitlichen Heilbehandlung nicht gerecht. Wer genau hinschaut, wird erkennen: Auch nicht schulmedizinische Methoden werden wissenschaftlich erforscht (nicht alle, aber einige). Die dabei aufgestellten Kriterien entsprechen zwar nicht immer den Anforderungen der streng naturwissenschaftlichen Forschung. Sie deshalb aber als «unwissenschaftlich» abzutun, ist nicht gerechtfertigt. Diese Forschung beruht einfach auf anderen Denkansätzen.

Brücken schlagen

Die traditionelle Sichtweise der Schulmedizin allein kann bei der Einschätzung von sinnvollen und wirksamen Therapien in der Krebsmedizin ebensowenig weiterbringen wie bei der Begriffsdefinition von Krankheit und Gesundheit insgesamt. Es geht vielmehr darum, eine Brücke zu schlagen von der Schulmedizin zu den verschiedenen Methoden, die zusätzlich angewandt werden und zum Genesungsprozeß beitragen können. Eine Brücke auch von der körperlichen Krankheit zu ihren Auswirkungen auf Seele und Geist. Das bedeutet nicht, daß die Schulmedizin für den Körper, die anderen Methoden für die Seele zuständig sind. Beide müssen als gleichwertige Teile eines Ganzen betrachtet werden, das sich aus verschiedenen Facetten zusammensetzt und nur gemeinsam etwas Heiles oder Heilendes zuwege bringt.

Schulmedizin und ganzheitliche Methoden können sich gegenseitig sehr bereichern

Das gilt auch für die Mistelbehandlung.

Diese Brücke des gegenseitigen Verständnisses ist noch lange nicht geschlagen, geschweige denn breit genug. Das wird vor allem deutlich, wenn es darum geht, die heute vorliegenden Studienergebnisse der Misteltherapie zu beurteilen. Daß die Mistel das Tumorwachstum bremsen und die Lebensqualität verbessern könne, sei reine Glaubenssache und nicht zu überprüfen, heißt es oft. Es könne sich auch um Spontanheilungen oder um «Placebo-Wirkungen» handeln, also Effekte, die nicht auf den Mistelextrakt zurückgehen (Placebos sind Scheinmedikamente ohne Wirkstoff).

Daß auch Heilpraktiker Mistelpräparate anwenden dürfen, gilt vielen Ärztinnen und Ärzten erst recht als schlechtes Zeichen. «Echte» Mediziner mit ihrem Fachwissen würden so etwas Unwissenschaftliches eben nicht tun. Dazu paßt, daß Mistelpräparate nach schulmedizinischer Meinung erst bei «austherapierten» Patienten angewandt werden sollen, also dann, wenn alle anderen Behandlungsmethoden nicht mehr wirken oder versagt haben. Erstaunlicherweise zeigt die Misteltherapie aber selbst bei diesen als hoffnungslose Fälle bezeichneten Menschen oft verblüffende Wirkung. Viele leben noch sehr viel länger, als ihnen ärztlicherseits prophezeit wurde. Bei manchen kommt das Tumorwachstum sogar (zumindest vorübergehend) zum Stillstand.

Viele Krebskranke wenden Mistelextrakte heimlich an

Aus Angst, von Ärztin oder Arzt abgekanzelt zu werden, scheuen sich viele Krebskranke, offen zu einer Misteltherapie zu stehen. Sie

42   *Hokuspokus oder nachprüfbare Medizin?*

schämen sich dafür, diese «Außenseitermethode» anwenden zu wollen, und verheimlichen es ihrer Hausärztin bzw. ihrem Hausarzt, die / der sie sonst betreut. Das gilt auch für andere Behandlungsmethoden, die ebenfalls zusätzlich zur konventionellen Krebsbehandlung angewandt werden können, z. B. Vitamine, Thymusextrakte, Enzyme oder bestimmte Ernährungsregeln.

Ein neues Bewußtsein entsteht

Diese Situation der Heimlichtuerei und des Versteckspiels verändert sich nur langsam. Seit einigen Jahren weiß man, daß die zusätzlichen (komplementären) Verfahren bei Krebserkrankungen durchaus hilfreich sein können. Es hat sich die Gesellschaft für Biologische Krebsabwehr gegründet, die die verschiedenen Methoden bekannter macht und dabei hilft, Quacksalberei von nachprüfbaren Verfahren zu unterscheiden. Seither hat sich auch im Verständnis der Misteltherapie einiges geändert. Das zeigt sich unter anderem daran, daß es inzwischen Kliniken gibt, die sowohl die traditionellen, etablierten Verfahren der Krebsmedizin als auch zusätzlich natürliche Heilmethoden oder künstlerische Therapien anwenden und dabei auch noch eine wissenschaftliche Forschungsabteilung unter ihrem Dach beherbergen (z. B. die Klinik für Tumorbiologie in Freiburg).

Die Komplementär-Medizin wird nur langsam mehr anerkannt – und damit auch die Misteltherapie

Die Krankenkassen übernehmen die Kosten für eine Misteltherapie mittlerweile anstandslos. Viele Ärzte verordnen Mistelpräparate, auch wenn sie davon nicht überzeugt sind, weil die Patienten danach verlangen, oder weil sie meinen, daß die Mittel zumindest nicht schaden können. Die meisten aber fordern nach wie vor einen schlüssigen Nachweis der Wirksamkeit anhand von aussagekräftigen Studien nach naturwissenschaftlichem Standard. Solange dieser nicht vorliege, könne auch die Misteltherapie nicht als nützlich gelten.

Was ist eine aussagekräftige Studie?

Die bisher vorliegenden Studien zum Einsatz von Mistelpräparaten genügen dem naturwissenschaftlichen Standard kaum. Das hängt damit zusammen, daß in der Schulmedizin nach wie vor das Dogma gilt, ein Arzneimittel müsse seine Wirksamkeit in randomisierten, placebokontrollierten, Doppelblind-Studien unter Beweis stellen. *Randomisiert* bedeutet: in zwei Gruppen geteilt, wobei die Patientinnen und Patienten nach dem Zufallsprinzip einer von beiden Gruppen zugeteilt werden. *Placebokontrolliert* heißt: Die eine Gruppe erhält den zu prüfenden Wirkstoff, die andere ein wirkstofffreies Scheinmedikament (Placebo). Oft genügt ja schon das Wissen, ein angeblich wirksames Medikament zu bekommen, um eine Wirkung auszulösen (Placeboeffekt). *Doppelblind* bedeutet: Weder Ärzte noch Patienten wissen, wer das richtige Medikament und wer das Placebo bekommt.

So sollen subjektive Einflüsse ausgeschaltet werden, die die Wirkung des Medikaments mit beeinflussen können. Für die Mistel gibt es bis heute keine einzige solche Studie. (Allerdings wird Ende 1999 das Ergebnis einer ersten solchen Untersuchung aus dem Allgemeinen Krankenhaus Wien vorliegen.) Dieser Mangel hat seinen Grund.

Krebskranke sind mit einer potentiell tödlichen Krankheit konfrontiert. Welche Ärztin, welcher Arzt will es sich anmaßen, sie willkürlich in zwei Gruppen zu teilen – die einen bekommen ein eventuell nützliches Mittel, die anderen nicht? Mehr noch: Wer will es verantworten, sie mit einem Scheinmedikament zu behandeln? Dabei muß ihnen ja das möglicherweise wirksame Mittel vorenthalten werden, das ihr Leben eventuell doch noch verlängern oder zumindest erträglicher machen könnte.

Randomisierte und placebokontrollierte Studien sind bei Krebskranken ethisch nicht vertretbar

Viele Ärztinnen und Ärzte lehnen solche randomisierten, placebokontrollierten Studien bei Krebskranken aus diesen Gründen ab und sind nicht bereit, daran mitzuwirken.

Hinzu kommt, daß Doppelblind-Studien (Ärztin/Arzt und Patientin/Patient wissen nicht, wer das Testmedikament bekommt) bei Mistelpräparaten unmöglich sind. Sowohl die behandelnden Ärztinnen und Ärzte als auch die Patientinnen und Patienten können erkennen, ob sie das «echte» Mittel oder ein Scheinmedikament bekommen. Die zu erwartende Rötung an der Einstichstelle, anhand derer die Dosis eingestellt wird, zeigt das eindeutig. Bisher wurde noch kein Placebo erfunden, das ähnliche Effekte, aber selber keine Wirkung bei Patientin oder Patient zeigt.

Solche Studien nach den Regeln der geltenden naturwissenschaftlichen Forschung lassen sich mit Mistelpräparaten bei Krebskranken also kaum machen und noch weniger ethisch verantworten. Es müssen neue und andere Wege gefunden werden, die Wirkung nachzuweisen. Ein möglicher Ausweg aus dem Dilemma könnte darin bestehen, die Wirkung von Mistelextrakt an zwei Gruppen von Krebspatienten zu überprüfen, die *freiwillig* konventionell oder zusätzlich mit Mistelpräparaten behandelt werden. Bei einer lückenlosen und ausführlichen Dokumentation dieser Behandlung läßt sich eine ähnliche Aussagekraft erreichen wie mit placebokontrollierten Doppelblind-Studien.

Auf ähnliche Weise werden im übrigen schon seit langem andere Arzneimittel, z. B. chemische Zellgifte (Zytostatika) bei Krebs oder Interferon bei Hepatitis C, geprüft. Letztlich geht es ja um die Frage: Was bringt ein neues Behandlungskonzept an Verbesserungen hinsichtlich der Lebensqualität, der Überlebenszeit oder der Tumorrückbildung, verglichen mit dem bisherigen Konzept?

Mehr Offenheit ist gefordert

Es wäre wünschenswert, wenn sich Ärzte und Wissenschaft diesen neuen Wegen öffnen könnten und nicht weiterhin strikt am etablierten Studien-Dogma festhielten. Die Mistelforschung selbst könnte dazu einen konstruktiven Beitrag leisten.

Mittlerweile gibt es nämlich eine Vielzahl von Untersuchungen und Studien, die die Wirkung von Mistelextrakten belegen und teilweise auch erklären. Eine Liste von veröffentlichten Arbeiten zur Misteltherapie zwischen 1990 und 1999 umfaßt 682 Titel, viele davon wurden in renommierten wissenschaftlichen Zeitschriften publiziert. Mit der Mistel zu forschen ist inzwischen hoffähig geworden, wenngleich es immer noch Professoren und Institutionen gibt, die darüber die Nase rümpfen und Forschungsarbeiten blockieren, indem sie dafür z. B. keine Gelder bewilligen oder jegliche Mitwirkung (z. B. als Kontrollzentrum) verweigern.

Mehr Offenheit in der Wissenschaft ist gefordert, nicht das Festhalten an etablierten Dogmen

Tatsache ist jedoch, daß es lange Zeit keine systematische naturwissenschaftliche Forschung zur Anwendung der Mistelextrakte gab, auch nicht von den Herstellern dieser Mittel. Die größte Lücke klafft auch heute noch bei der klinischen Anwendung. Es gibt viele Einzelbeobachtungen (Kasuistiken), dokumentierte Anwendungen bei bestimmten Gruppen von Patienten mit gleichem Tumorleiden (Kollektivkasuistiken), aber in den letzten 50 Jahren insgesamt nur 40 kontrollierte Studien. Fünf von ihnen gelten als ungeeignet und nicht aussagefähig. 26 zeigen positive Ergebnisse für die Misteltherapie, sind von der Studienanlage her jedoch qualitativ unbefriedigend. Neun Studien sind aussagekräftig und zeigen auch statistisch signifikante, also sehr deutliche, Unterschiede zwischen den mit Mistelpräparaten behandelten und den anderen Patienten. Allein in diesen neun Studien wurden insgesamt über 3000 Krebskranke mit Mistelextrakten behandelt – wahrlich keine kleine Zahl.

Viele Studien belegen die positive Wirkung der Mistel

Faßt man die Ergebnisse zusammen, so zeigen diese Studien, daß die Behandlung mit Mistelextrakten «geeignet ist, das Befinden, die Lebensqualität und den klinischen Befund des Patienten zu verbessern. Neben einer Verlängerung der Überlebenszeiten wurden auch eine verminderte Rezidiv- und Metastasenrate (*weniger neue Tumore, weniger Tochtertumore, Anm. d. Verf.*) gefunden. Bei inoperablen Tumoren sowie bei kontinuierlich oder phasenweise progredienten (*fortschreitenden, Anm. d. Verf.*) wurde eine Verlängerung der Stillstandszeiten oder eine Verminderung der Progredienz (*fortschreitendes Tumorwachstum, Anm. d. Verf.*) festgestellt. Untersuchungen zur intrapleuralen Instillation von Mistelextrakten (*Einbringen von Mistelextrakt in den Hohlraum zwischen Lungen- und Rippenfell, Pleura genannt, Anm. d. Verf.*) zur Austrocknung der Ergüsse zeigen eine konventionellen Behandlungsverfahren gleichwertige Erfolgsrate bei fehlenden Nebenwirkungen. Fälle von schwerwiegenden Nebenwirkungen liegen nicht vor.»[12]

In der 1986 publizierten Monographie des damaligen Bundesgesundheitsamtes (heute Bundesinstitut für Arzneimittel und Medizinprodukte) zu *Viscum album* werden die Wirkungen der Misteltherapie wie folgt zusammengefaßt: «Hemmung des malignen (*bösartigen, Anm. d. Verf.*) Wachstums ohne Beeinträchtigung gesunder Gewebe; Steigerung der körpereigenen Abwehr- und Ordnungskräfte; Anregung der Wärmeorganisation; Hebung von Allgemeinbefinden und Leistungsfähigkeit, auch unabhängig von der lokalen Tumorsituation; Linderung tumorbedingter Schmerzen.»[13]

Aber selbst diese klaren Aussagen überzeugen viele Ärztinnen und Ärzte nicht. Die Studien sind ihnen nicht eindeutig genug, die Ergebnisse zu dürftig, um daraus abzuleiten, daß Mistelpräparate sinnvoll und als ergänzende Krebstherapie geeignet sein können. Tatsache ist jedoch, daß viele heute durchaus übliche Mittel im Bereich der chemischen Zellgifte (Zytostatika) keineswegs wesentlich besser abschneiden. Viele haben durchaus ebenso knappe oder sogar eher noch schlechtere Ergebnisse hinsichtlich der Überlebensraten. Sie werden trotzdem ganz selbstverständlich angewandt, weil sie eine naturwissenschaftliche, rationale Grundlage haben und weil es für Krebskranke

Mehr Offenheit ist gefordert 47

richtig ist, jede Behandlungsmöglichkeit auszuschöpfen, und sei

Studienergebnisse werden nicht immer vorurteilsfrei interpretiert

die Chance für eine Wirkung noch so klein.

Die ganz verbissenen Widersacher der Misteltherapie müssen sich überdies fragen lassen, ob sie ebenso strenge Maßstäbe anlegen würden, wenn die Studien zeigten, daß die Mistelextrakte eher lebens*verkürzend* wirkten. Würden sie dann nicht ganz gerne behaupten, durch die Studien sei die Schädlichkeit der Mistelanwendung doch wirklich eindeutig erwiesen, auch wenn die Zahlen durchaus nicht so eindeutig sind? Die Skepsis und die Vorbehalte gegenüber der naturheilkundlichen oder anthroposophischen Medizin legen einen solchen Schluß doch nahe. Nur allzu leicht gerät der Mensch da in Versuchung, Studienergebnisse in die gewünschte Richtung zu interpretieren.

Mistelextrakt ist ein wirksames zusätzliches Heilmittel bei Krebs

Heute steht fest: Mistelextrakt ist ein wirksames Mittel zur zusätzlichen Behandlung von Krebs. Die Mistel kann die anderen, bisher üblichen

Therapiemethoden nicht ersetzen, und sie ist kein Wundermittel. Aber ihre günstigen Auswirkungen als zusätzlich angewandte Arznei sollten auch nicht unterschätzt werden.

So wirkt die Mistel im Körper

Mistelextrakt besteht aus einer Vielzahl verschiedener Inhaltsstoffe. Welcher davon für die beobachteten Wirkungen verantwortlich ist, auf welche Weise er wirkt und welche Wechselwirkungen die verschiedenen Inhaltsstoffe miteinander haben, ist bis heute nicht eindeutig geklärt und nach wie vor Gegenstand experimenteller Forschung.

Folgende Wirkungen von Mistelextrakt sind heute wissenschaftlich belegt und anerkannt:

> *Die Mistel kann Zellen leben und sterben lassen*

- Mistelextrakt kann den «Selbstmord» (Apoptose) der Krebszellen anregen und somit dazu beitragen, daß der Tumor nicht weiterwächst oder sogar kleiner wird.
- Mistelextrakt regt das Immunsystem an. Durch die Krebserkrankung zahlenmäßig verringerte Immunzellen vermehren sich wieder.
- Mistelextrakt bewirkt eine entzündliche Reaktion und leichtes Fieber. Das führt zu einer generellen Erwärmung des Organismus, was um so angenehmer ist, als Tumorkranke meist eine eher niedrige Körpertemperatur haben und oft nicht mehr in der Lage sind zu fiebern. Diese Fähigkeit wird durch die Mistel gefördert. Leichtes Fieber führt dazu, daß der Körper insgesamt besser durchwärmt und aktiviert wird. Das regt den Organismus zu verstärkter Abwehr und Wachsamkeit an.
- Mistelextrakt schützt die Erbsubstanz (DNA) der gesunden Zellen vor den schädlichen Wirkungen von Zellgiften (Zytostatika). Eine Chemotherapie oder Bestrahlung wird somit besser verträglich und richtet unter den gesunden Zellen weniger Schaden an. Dieser Effekt wurde bisher nur bei Mistelgesamtextrakt beobachtet, nicht bei Gabe von isoliertem Mistellektin

oder von Viscotoxinen. Über welchen Mechanismus dieser Schutzeffekt zustande kommt, ist noch offen.

Alle diese Wirkungen werden durch verschiedene Inhaltsstoffe hervorgerufen. Mistellektine und Viscotoxine z. B. wirken zytotoxisch, können also Zellen zerstören. Mistellektine, Viscotoxine und Poly- bzw. Oligosaccharide beeinflussen das Immunsystem, indem sie die Anzahl bestimmter Zellen erhöhen. Unklar ist jedoch noch, wie wichtig das Zusammenspiel der verschiedenen Inhaltsstoffe ist. Teilweise lassen sich die Wirkungen bei den isolierten Substanzen nachweisen, teilweise nicht, teilweise wirkt nur der Gesamtextrakt, nicht aber die Einzelsubstanz. Die Forschung konzentriert sich zwar heute vielfach auf das Mistellektin I, es ist aber nicht erwiesen, daß ausschließlich dieses die wirksamste Komponente der Mistel ist. Viele Versuche haben gezeigt, daß die isolierten Inhaltsstoffe schwächer und anders wirken als der Gesamtextrakt.

Die Inhaltsstoffe der Mistel

Mistelextrakt ist ein reichhaltiges Gemisch verschiedener Inhaltsstoffe

Der Gesamtextrakt aus Mistelpflanzen – aus Stengeln, Blättern, Beeren – enthält ein reichhaltiges Gemisch an Inhaltsstoffen:

- Er enthält über 600 verschiedene Eiweißstoffe (Proteine). Das Proteinmuster hängt vom Wirtsbaum ab und ebenso vom Geschlecht der Mistel. Männliche Mistelbüsche haben ein anderes Proteinmuster als weibliche, und dasjenige einer Apfelbaummistel unterscheidet sich von dem einer Kiefer-, Tannen-, Pappel- oder Eichenmistel.
- Im Gesamtextrakt sind über 20 verschiedene Mistellektine enthalten, das sind zuckerhaltige Eiweißstoffe (Glykoproteine).
- Über sechs verschiedene Viscotoxine, die neben den Lektinen

zu den arzneilich wirksamen Bestandteilen der Mistel gehören, befinden sich im Extrakt.

- Er enthält mehr als 1 000 verschiedene Enzyme.
- Mistelextrakt weist eine besonders hohe Konzentration an Desoxyribonukleinsäuren (DNA) auf, den Bausteinen der Erbsubstanz. Keine andere Pflanze ist so reich an DNA wie die Mistel.
- Ebenso ungewöhnlich hoch ist der Gehalt an Thiolen, z. B. Glutathion. Das sind schwefelreiche Verbindungen, die in der Mistel 1 000mal höher konzentriert sind als in anderen Pflanzen.
- Über zehn verschiedene Fette (Lipide), darunter Triglyzeride und Wachse sowie Membranlipide, sind im Gesamtextrakt enthalten.
- Er beinhaltet mehr als vier verschiedene Phytosterole.
- Es befinden sich über 20 verschiedene Flavonoide darin, das sind gelbe, rote oder blaue Pflanzenfarbstoffe.
- Mistelextrakt weist über 15 verschiedene Phenylpropane sowie zahlreiche weitere Inhaltsstoffe auf, die hier nicht näher aufgeführt werden müssen. An Mineralien enthält die Mistel besonders viel Kalium und Phosphat.

Der Anteil aller Inhaltsstoffe schwankt im Jahresverlauf. Außerdem sind sie nicht überall in der Mistelpflanze gleich verteilt. Manche reichern sich in Stengel und Blättern an, andere in der Blüte oder in den Beeren bzw. in der weiblichen oder männlichen Pflanze.

Es kommt also sehr darauf an, wann und welche Teile der Mistel man erntet, welches Geschlecht die Mistel hat und auf welchem Baum sie wächst.

Der im Winter gewonnene Mistelextrakt hat eine andere Zusammensetzung als der Sommerextrakt

Alle diese Faktoren bestimmen mit, wieviel und welche Inhaltsstoffe ein Mistelextrakt enthält.

Die wichtigsten Komponenten und ihre bisher bekannten Wirkungen werden im folgenden näher erklärt.

Lektine

Die Mistellektine sind zuckerhaltige Eiweißstoffe, die in dieser Form nur in der Mistel vorkommen, und zwar überwiegend in den älteren Stengeln und im Senker, also im Zentrum der Pflanze. Lektine hemmen das Wachstum von Krebszellen, das heißt, sie wirken zytostatisch bzw. zytotoxisch, und sie beeinflussen das Immunsystem (Immunmodulation).

Zu unterscheiden sind drei verschiedene Gruppen toxischer Mistellektine (Mistellektin I, II und III) mit mehr als 20 unterschiedlichen Einzelkomponenten (Isolektinen). Mehrere Hersteller haben ihre Präparate auf Mistellektin I standardisiert, das bedeutet, sie enthalten stets gleichbleibende Mengen davon. Ob das für die Wirksamkeit relevant ist, läßt sich noch nicht sagen (siehe «Das Problem der Standardisierung», Seite 77). Präparate, die kein Mistellektin I enthalten, sind durchaus nicht unwirksam – im Gegenteil, manche wirken sehr viel stärker als Mittel, die überwiegend Mistellektin I enthalten.

Der Lektingehalt in der Mistel schwankt erheblich

Im Winter und in den Kurztrieben und Stengeln ist der Lektingehalt am höchsten. Er schwankt von Wirtsbaum zu Wirtsbaum. Kiefernmisteln zum Beispiel haben den geringsten Lektingehalt überhaupt, und er besteht ausschließlich aus Mistellektin III. Eichen-, Pappel-, Linden- und Eschenmisteln weisen den höchsten Gehalt an allen Lektinen auf, wobei Mistellektin I deutlich überwiegt.

Der Lektingehalt der häufig angewandten Apfelbaummistel ist zwischen November und Januar am höchsten, und zwar vor allem in Kurztrieben und Stengeln, wobei die weibliche Pflanze mehr Lektine aufweist als die männliche. Die Beeren der Apfelbaummistel enthalten ausschließlich Mistellektin I. Die einjährigen Blätter und Stengel sind dagegen reich an Mistellektin I und III, während bei den älteren Stengeln Mistellektin III überwiegt.

Mistellektin I gilt deshalb als «Beeren- und Laubholzmistellektin», Mistellektin III dagegen als «Achsen- und Kiefernmistellektin» (als Achse wird hier die Stelle bezeichnet, an der die Stengel sprossen).

Chemisch bestehen alle Lektine aus zwei Ketten, der A- und B-Kette. Beide sind über Brücken aus schwefelhaltigen Stoffen (Disulfidbrücken) miteinander verbunden. Die A-Kette ist für die Giftwirkung verantwortlich, während die B-Kette Kontakt mit der Zielzelle und deren Oberflächenstrukturen aufnimmt.

Die Bindungsfähigkeit von Mistellektin I und III ist sehr unterschiedlich. Sie hängt unter anderem davon ab, welche Zuckerverbindungen der Tumor mitbringt und wie sich die B-Kette des Lektins daran anheften kann. Wahrscheinlich liegt darin eine der Erklärungen, warum Mistelextrakt bei verschiedenen Tumorarten unterschiedlich wirkt.

Die Wirkung der Mistellektine wurde in vielen experimentellen Versuchen (in vitro) sowie in Tierversuchen und an Menschen (in vivo) untersucht. Dabei werden entweder Mistelgesamtextrakt oder Präparate, die stets gleichbleibende Mengen an Mistellektin I enthalten, verwendet. Erwiesen ist: Mistellektine im Gesamtextrakt wirken stark giftig (zytotoxisch).

Die Wirkung der Mistellektine auf den Tumor

Diese giftige und zellzerstörende Wirkung der Lektine steht am Anfang im Vordergrund, später ihre immunstimulierende Wirkung. Denn die Giftwirkung läßt innerhalb von zwei bis sechs Wochen nach, weil der Organismus in dieser Zeit Antikörper gegen Mistellektin ausbildet. Er versucht damit, das fremde pflanzliche Eiweiß, das die Mistellektine darstellen, zu binden und unschädlich zu machen. Diese Antikörper fangen gemeinsam mit Zucker-, Eiweiß- und Fettverbindungen im Blut die Lektine ab, die dann auch nicht mehr zellzerstörend wirken können. Geschähe das nicht, wären Mistelpräparate auf Dauer kaum verträglich. Aus diesem Grund werden sie anfangs in sehr niedriger Dosierung verabreicht, die nur langsam gesteigert wird (siehe «Die richtige Dosis», Seite 89). So bleibt die Wirkung länger erhalten.

Auch Mistellektin I allein kann diese Giftwirkung entfalten, was allerdings überwiegend anhand von In-vitro-Versuchen bzw. kurzzeitigen Studien von fünf Wochen Dauer an Menschen nachgewiesen wurde. Diese kurzen Studien sind jedoch nicht sehr aussagekräftig, weil in dieser Zeit die Antikörperbildung erst einsetzt. Wie isoliertes Mistellektin I auf Dauer bei bereits vorhandenen Antikörpern wirkt, wurde an Menschen bisher noch nicht untersucht.

Schon nach kurzer Zeit werden im Organismus Antikörper gegen Mistellektin gebildet

Ähnlich zytotoxisch wie Mistellektin I wirkt auch Mistellektin III, das vorwiegend in Kiefernmistel-Extrakt enthalten ist.

Die giftige Wirkung ist bei den verschiedenen Mistelsorten nicht gleich. Obwohl sie weniger Lektin enthält, kann die Tannenmistel auf Tumorgewebe ähnlich wachstumshemmend wirken wie die Apfelbaummistel mit höherem Lektingehalt, aber sie wirkt weitaus weniger zytotoxisch. Bei Zellkulturen aus kleinzelligem Lungenkrebsgewebe zeigte sich: Die Eichenmistel mit dem höchsten Lektingehalt wirkt schwächer wachstumshemmend als Birken-, Mandel- und Weißdornmistel, obwohl die Weißdornmistel nur ein Fünftel des Lektingehalts der Eichenmistel aufweist. Bei Zellkulturen aus Mundhöhlentumoren zeigten Tannen- und Kiefernmistel (beide extrem lektinarm) ähnlich starke Wirkungen wie die lektinreiche Eichenmistel.

Die verschiedenen Mistelsorten wirken unterschiedlich giftig

Allerdings sind solche Ergebnisse kaum zu verallgemeinern, weil es immer auf das Tumorgewebe ankommt, an dem diese Versuche gemacht werden. Aber zumindest wird daran deutlich, daß über die Bedeutung des Lektins noch lange nicht das letzte Wort gesprochen worden ist.

Lektine regen vor allem den «Selbstmord» der Zellen (Apoptose) an. Apoptose ist in allen gesunden Zellen möglich und nötig. Ständig werden neue Zellen produziert, alte sterben ab, zwischen Zelltod und Zellteilung besteht ein Gleichgewicht. Krebszellen haben diese Fähigkeit verloren, deshalb vermehren sie sich ungehindert und beginnen zu wuchern. Wird die Fähigkeit zur Apoptose in Krebszellen wieder angeregt bzw. wiederhergestellt, kann sich das Tumorwachstum regulieren. Die Geschwulst hört auf zu wachsen oder schrumpft.

Lektine regen den «Selbstmord» der Zellen an

Allerdings funktioniert das nicht so pauschal und einfach, wie es klingt. Unklar ist beispielsweise, mit welchem Mechanismus das Mistellektin den Zelltod auslöst. Und: Nicht jeder Tumor reagiert empfindlich auf Mistellektin, nicht jeder bindet es gleich stark. Hinzu kommt, daß das Lektin erst einmal zum Tumor gelangen muß, sonst kann es nicht wirken. Bei nicht operablen Tumoren wird Mistelextrakt deshalb oft direkt in die Geschwulst hineingespritzt, ebenso bei Ergüssen zwischen Lungen- und Rippenfell (Pleura) in diese Körperhöhle oder bei Ergüssen im Bauchraum (Aszites) direkt dorthin. Vielfach verkleinern sich daraufhin die Tumoren, oder Krebszellen im Erguß verschwinden bzw. sind nicht mehr so zahlreich vorhanden. Bei Pleuraergüssen kann Mistelextrakt auch dazu führen, daß der Spalt verklebt, so daß sich keine Ergüsse mehr bilden können.

Die Wirkung der Mistellektine auf das Immunsystem

Um die Wirkung der Mistellektine auf das Immunsystem richtig einschätzen zu können, muß erst einmal klar sein, welche Funktionen die einzelnen Immunzellen haben. Die meisten dieser Zellen entwickeln sich aus Stammzellen des Knochenmarks – den «Müttern» aller blutbildenden und Immunzellen – und haben folgende Aufgaben:

- Makrophagen sind Freßzellen, die überwiegend in Gewebe und Lymphe enthalten sind. Sie haben auch die Aufgabe, fremde Stoffe (Antigene) zu verarbeiten und den T-Lymphozyten zur Erkennung zu präsentieren (Antigen-präsentierende Zellen).
- Granulozyten sind Freß- und Abwehrzellen. Sie teilen sich in drei Untergruppen: Neutrophile, Eosinophile und Basophile (Mastzellen). Eosinophile wehren vor allem Parasiten ab, Neutrophile fressen Bakterien, Viren und Pilze im Blut. Mastzellen schütten entzündungsfördernde Substanzen aus, was sich vor allem bei Allergien bemerkbar macht.
- B-Lymphozyten sind in Knochenmark und Lymphdrüsen vorhanden. Sie entwickeln sich zu Plasmazellen, die spezielle Antikörper herstellen können (z. B. gegen Mistellektin).
- Zu den T-Zellen gehören T-Helferzellen, T-Suppressorzellen und zytotoxische T-Killerzellen. Die Aufgabe der T-Helferzellen besteht darin, fremde Stoffe (Antigene) zu erkennen und als Folge davon B-Zellen und Killerzellen zu aktivieren. T-Gedächtniszellen sind besonders langlebige T-Helferzellen. T-Suppressorzellen bremsen die Reaktion des Immunsystems und hemmen die Ausschüttung von speziellen Botenstoffen (Lymphokinen). Zytotoxische T-Zellen identifizieren und zerstören virushaltige und wohl auch Tumorzellen.
- Ähnliche Aufgaben wie die zytotoxischen T-Zellen haben auch die Natürlichen Killerzellen (NK-Zellen).

Mistellektine können alle diese Zellen beeinflussen, ihre Vermehrung anregen oder die Zellen selbst aktivieren, das heißt, ihre Funktion verbessern. Das versteht man unter «Immunmodulation».

Bisher weiß man nur ungefähr, was abläuft, wenn Mistelgesamtextrakt in den Körper gespritzt wird: Die Granulozyten und Makrophagen reagieren als erstes und nehmen das fremde Pflanzeneiweiß auf. Sie verdauen es und präsentieren es den anderen Immunzellen, vornehmlich den T- und B-Zellen. Dabei werden Zytokine als Botenstoffe freigesetzt, die eine Entzündungsreaktion hervorrufen (daher die Rötung an der Einstichstelle der Mistelspritze). Die T-Helferzellen nehmen die Information auf. Daraufhin bilden die B-Zellen Antikörper gegen Mistellektin.

Alle diese Wirkungen sind überwiegend bei experimentellen Versuchen im Labor gefunden worden. Unklar ist, welche Konsequenzen diese Vorgänge konkret für die Kompetenz und Schlagkraft des Immunsystems haben.

Mistellektine können tumorzerstörend wirken und gleichzeitig auch das Immunsystem stimulieren

Im einzelnen sind folgende Wirkungen bekannt:

- Die natürlichen Killerzellen werden aktiviert.
- Es wird vermehrt Makrophagen-stimulierender Faktor freigesetzt, was dazu führt, daß vorher ruhende Makrophagen aktiv werden.
- Die Phagozytose-Aktivität der Granulozyten nimmt zu. Das bedeutet: Die Granulozyten fressen vermehrt Bakterien, Viren und Pilze.
- Die zytotoxische Aktivität der weißen Blutkörperchen (Leukozyten) nimmt zu. Folge: Die Blutzellen greifen vermehrt fremde Zellen an, möglicherweise auch Tumorzellen.
- Mistellektin I bindet stärker an B- und T-Zellen als Mistellektin III. Das sagt allerdings wenig aus, weil es nicht dazu führt, daß Mistellektin I stärker wirkt.
- Das Immunsystem produziert verstärkt entzündungsfördernde Botenstoffe (Zytokine) wie Tumornekrose-Faktor (TNF) sowie Interleukin-1 und -6. Diese Botenstoffe sind wichtig, damit die Immunzellen überhaupt funktionieren.
- Es werden vermehrt Beta-Endorphine gebildet. Das sind körpereigene Opiate, die das Schmerzempfinden herabsetzen. Sind viele Endorphine vorhanden, lassen Schmerzen nach und werden erträglicher. Möglicherweise beruht darauf die Beobachtung, daß viele Krebspatienten während einer Misteltherapie weniger und seltener Schmerzen haben. Auch das deutliche Wärmegefühl geht auf die Wirkung der Endorphine zurück.

Unklar ist jedoch, über welche biochemischen Mechanismen Mistellektine diese Vorgänge im Immunsystem auslösen. Zwar weiß man, daß Mistellektine mit der Zuckerbindungsstelle der B-Kette an die Zelloberfläche – auch der Tumorzellen – binden und daß anschließend wichtige Zell-

Mistellektine erhöhen die Anzahl der Immunzellen und aktivieren ihre Funktion

bestandteile (die «Kraftwerke» der Zelle, Ribosomen) durch die A-Kette ausgeschaltet werden. Dadurch kann sich die Zelle nicht mehr teilen und stirbt ab. Aber: Gelten diese Beobachtungen an Zellkulturen auch für den Menschen? Und: Wie kommt das Lektin von der Bauchhaut, in die es meist hineingespritzt wird, zum Tumor, der ja an ganz anderen Stellen im Körper wächst? Daß es einfach über die Blutbahn gezielt zu den Krebszellen wandert und sie abtötet, ist sehr unwahrscheinlich, zumal die Lektine rasch von den Antikörpern abgefangen werden.

Forschungen von Arndt Büssing (Abteilung für angewandte Immunologie bei der Krebsforschung Herdecke, Universität Witten-Herdecke am Gemeinschaftskrankenhaus Herdecke) legen folgenden Mechanismus nahe: Mistellektin aktiviert schon im Gewebe an der Einspritzstelle bestimmte Bindestellen (Fas-Liganden) auf speziellen weißen Blutkörperchen (Lymphozyten), die im Kreislauf zirkulieren. Mit diesen Bindestellen docken die Lymphozyten an Tumorzellen an und lösen bei ihnen den «Selbstmord»-Mechanismus (Apoptose) aus. Gleichzeitig werden wichtige Immunzellen (T-Zellen) geschützt, die sonst von Tumorzellen angegriffen und dann in hoher Zahl absterben würden. Das geschieht, indem Mistelextrakt die auf den T-Zellen gelegenen Bindestellen (Fas+) so herunterreguliert, daß sie für die Tumorzellen weniger empfänglich sind. Das bedeutet, daß weniger T-Zellen absterben, was dazu führt, daß das Immunsystem aktiver und schlagkräftiger ist.

Möglicherweise ist dieser Mechanismus eine Erklärung dafür, daß Mistellektine sowohl tumorzerstörend (zytotoxisch) als auch immunstimulierend wirken können. Bislang gab diese Doppelwirkung, die in sich sehr gegensätzlich ist, den Wissenschaftlern die meisten Rätsel auf. Der Mechanismus würde auch erklären, warum Mistellektine gezielt Tumorzellen angreifen können, gesunde Zellen jedoch eher in Ruhe lassen.

Fraglich ist allerdings weiterhin, ob die immunmodulierenden Wirkungen ausschließlich auf Mistellektinen oder auch auf anderen Inhaltsstoffen bzw. auf einem Zusammenspiel verschiedener Substanzen beruhen. Vermutlich sind es nicht nur die Lektine allein, die die Immunantwort hervorrufen. Welche Reaktionen jedoch welchem Inhaltsstoff zuzuordnen sind, muß erst noch erforscht werden. Die bisher vorliegenden Ergebnisse sind vielversprechende Hinweise auf eine sehr differenzierte und vielschichtige Wirkung von Mistelinhaltsstoffen auf das Immunsystem. Sie im einzelnen zu entschlüsseln, ist die Aufgabe weiterer Versuche und Forschungen.

Es kommt nicht nur darauf an, daß sich vermehrt Zellen bilden, sondern darauf, ob sie das tun, was sie sollen

Zu untersuchen ist auch noch, bei welcher Dosis und in welcher Zusammensetzung Mistelextrakt das Immunsystem am günstigsten beeinflußt. Es genügt ja nicht zu wissen, daß sich vermehrt Immunzellen bilden. Wichtig ist vielmehr, welche Auswirkungen das konkret hat, wie der Körper damit umgeht und ob die nun in größerer Zahl vorhandenen Immunzellen auch funktionstüchtig sind. Weiterhin fragt sich: Ist das Immunsystem dadurch tatsächlich in der Lage, den Tumor besser zu bekämpfen? Kann es die Tumorzellen eher als feindliche Zellen erkennen und ausmerzen?

Wie stark die Immunantwort ausfällt, hängt auch davon ab, wie der Mistelextrakt gespritzt wird – unter die Haut, in die Vene, in Körperhöhlen oder direkt in den Tumor hinein. Hinzu kommt, daß jeder Mensch anders auf immunmodulierende Stoffe reagiert. Wie, läßt sich nicht vorhersehen. Es kann z. B. vorkommen, daß die Anzahl einiger Immunzellen vorübergehend ab- statt zunimmt und erst nach einiger Zeit anzusteigen beginnt. Würde man einen Anstieg der Immunzellen zu Beginn der Therapie als Erfolgskriterium werten, würde man in diesem Fall die Behandlung wegen vermeintlicher Wirkungslosigkeit vorschnell abbrechen, obwohl die Wirkung später doch noch einsetzt. Und das ist nur eine Spielart von vielen möglichen.

Solche Reaktionen sind ein wesentlicher Grund, warum es für eine Mistelbehandlung kein einheitliches Schema geben kann. Dosis, Anwendungsdauer und Auswahl des Präparats müssen zwangsläufig individuell auf jede(n) einzelne(n) abgestimmt werden.

Jeder Mensch reagiert anders auf immunmodulierende Stoffe

Viscotoxine

Viscotoxine sind Eiweißverbindungen und ähneln in ihrer chemischen Struktur den Schlangengiften, vor allem dem Gift der Kobra. Bislang wurden sechs Untergruppen an Viscotoxinen definiert: A1, A2, A3, U-PS, 1-PS und B. Viscotoxin B wirkt im Gegensatz zu den anderen Untergruppen nicht toxisch.

Misteln unterschiedlicher Wirtsbäume enthalten verschiedene Anteile an Viscotoxinen, was sich anhand von Laboruntersuchungen deutlich zeigen läßt. Welche Folgen das für die Wirkung des Mistelextraktes hat, ist noch unklar.

Der Viscotoxingehalt ist bei den verschiedenen Mistelsorten unterschiedlich

Viscotoxine kommen vor allem in ganz jungen Blättern, jungen Stengeln und blütentragenden Kurztrieben (einschließlich der Beeren) der Mistel vor, also im äußeren Bereich der Pflanze, in der Peripherie. Der Senker enthält keine Viscotoxine.

Der Viscotoxingehalt ist im Juni und Juli am höchsten, ab September sind die Beeren weitgehend frei davon. Das bedeutet, daß in im Sommer geernteten Misteln der Viscotoxingehalt am höchsten, in der Winterernte jedoch relativ niedrig ist. Damit verhält sich der Viscotoxingehalt genau gegenläufig zum Lektingehalt der Pflanze. Es ist deshalb nicht unwichtig, in welcher Jahreszeit die Misteln geerntet und ob Sommer- und Winterernte miteinander vermischt werden.

Die Wirkungen der Viscotoxine sind im einzelnen noch nicht so gut erforscht wie die der Lektine. Bekannt ist, daß Viscotoxine Krebszellen auflösen, indem sie die Zellwand zerstören, das heißt, sie wirken zytolytisch. Darüber hinaus können sie ebenso wie Lektine das Immunsystem stimulieren. Vor allem steigern sie die Aktivität der zytotoxischen T-Zellen und der Granulozyten, so daß diese deutlich besser Bakterien (und vermutlich auch Tumorzellen) auffressen und verdauen können.

Viscotoxine können Krebszellen auflösen und das Immunsystem stimulieren

Andere Inhaltsstoffe

Auch die anderen Inhaltsstoffe der Mistel können verschiedene giftige oder immunstimulierende Wirkungen entfalten. In dieser Hinsicht sind vor allem Zuckerverbindungen (Oligo- und Polysaccharide), Aminosäuren (vor allem Arginin) und Peptide bedeutsam. Phenylpropanoide und Flavonoide sind als Antioxidantien interessant, also als «Radikalenfänger». Freie Radikale sind bestimmte Sauerstoffmoleküle, die die Zelle schädigen können.

Polypeptide und Arginin können die Aktivität der Freßzellen (Makrophagen) aktivieren, Polysaccharide die Anzahl und Aktivität der T-Helferzellen sowie die Aktivität der natürlichen Killerzellen anregen. Oligosaccharide können die Freisetzung von Interferon steigern.

Von Polysacchariden ist belegt, daß sie die immunstimulierende Wirkung der Mistellektine im Sinne eines Synergismus beträchtlich steigern. Dieses positive Zusammenwirken ist zwischen mehreren Mistelinhaltsstoffen im Gesamtextrakt nachgewiesen. Auch deshalb erscheint es nicht gerechtfertigt, isolierte Mistellektine gegenüber dem Gesamtextrakt zu bevorzugen.

Mistelpräparate

Zur Zeit gibt es insgesamt neun verschiedene Mistelpräparate von unterschiedlichen Firmen. Herstellungsprozeß, Zusammensetzung, Wirkstoffkonzentration und Darreichungsformen unterscheiden sich teilweise erheblich. Die Mittel werden überwiegend in Deutschland, Österreich und der Schweiz vertrieben.

Die Präparate lassen sich grob unterteilen in anthroposophische Mittel und Phytotherapeutika (Pflanzenheilmittel). Die Unterschiede zwischen beiden Präparategruppen liegen vor allem in Herstellung und in Anwendung. Streng genommen sind alle Mistelpräparate pflanzliche Medikamente – alle werden aus Pflanzen gewonnen. Einige werden jedoch nach anthroposophischen Gesichtspunkten hergestellt, bei anderen spielen diese keine Rolle. Zu den anthroposophischen Mitteln gehören *ABNOBAviscum*®, *Helixor*®, *Iscador*®, *Iscucin*® und *Vysorel*® bzw. *Isorel*®, zu den Phytotherapeutika zählen *Cefalektin*®, *Eurixor*® und *Lektinol*®.

Es gibt anthroposophische Mistelpräparate und Mistel-Phytotherapeutika

Für die anthroposophischen Mittel werden Mistelextrakte aus Sommer- und Winterernte gemischt, allerdings streng nach Wirtsbäumen getrennt. Extrakte unterschiedlicher Wirtsbäume werden nie miteinander vermengt, weil die Spezifizierung der Wirtsbäume in der Therapie eine Rolle spielt (siehe Seite 87). Die Dosierung der Mittel ist gestaffelt, es gibt ganze Serien mit ansteigenden Mistelkonzentrationen. Das hat den Hintergrund, daß die Präparate sehr individuell und nicht nach einem pauschalen Schema eingesetzt werden sollen.

Bei den Mistel-Phytotherapeutika werden die Rohstoffe nur einmal jährlich geerntet (meist im Herbst oder Winter). Sie stammen in der Regel von Pappelmisteln, diese kommen am häufigsten vor. Der Wirkstoffgehalt ist in allen Ampullen weitgehend gleich. Mistel-Phytotherapeutika können in der Dosis schlecht gesteigert werden, weil es sie nur in jeweils einer Konzentration gibt. Mehr als eine bis zwei Ampullen zu je 1 Milliliter können kaum gespritzt werden, weil sich dann große, schmerzhafte Flüssigkeitsansammlungen in der Haut bilden. Insofern lassen sich die Mistel-Phytotherapeutika nicht ganz so fein abgestimmt anwenden wie die anthroposophischen Mittel.

In der Anwendung unterscheiden sich beide Medikamentengruppen durch unterschiedliche Grundauffassungen von Medizin bzw. zum Einsatz von Arzneimitteln. Dazu schreiben Peter Matthiessen und Jörg Teichert vom Lehrstuhl für Medizintheorie und Unkonventionelle Medizinische Richtungen an der Universität Witten/Herdecke: «In der anthroposophischen Medizin wird das therapeutische Prinzip von Mistelextrakten in der Onkologie (*Krebsheilkunde, Anm. d. Verf.*) in der misteltypischen Substanzkomposition gesehen und wissenschaftlich verfolgt. Es wird nach synergistischen (*einander ergänzenden, Anm. d. Verf.*) Wechselwirkungen zwischen den einzelnen Bestandteilen (...) gefragt und eine wechselseitige Verstärkung der Wirkung einzelner relevanter Inhaltsstoffe im Vergleich zu den isolierten Einzelsubstanzen thematisiert. Die Mistel als Pflanze wird dabei nicht lediglich als Träger von einem oder mehreren Inhaltsstoffen gesehen, sondern als biologischer ‹Gesamtorganismus›. Die Frage nach der Stoffkomposition gilt als zunächst sekundär, auch wenn durchaus über eine Prozeßstandardisierung (*Vereinheitlichung des Herstellungsprozesses, Anm. d. Verf., siehe Seite 77*) eine Chargenkonstanz (*gleichbleibende Produktqualität, Anm. d. Verf.*) und möglichst vergleichbare Zusammensetzung der Gesamtextrakte angestrebt wird.»[14]

Welches Mittel angewendet werden soll, hängt davon ab, wer es einsetzt und in welchem medizinischen Zusammenhang

Das bedeutet: Beim Einsatz der anthroposophischen Mittel ist der gesamte Pflanzenextrakt mit allen Inhaltsstoffen wichtig, nicht nur ein bestimmter Wirkstoff. Den Ansatz, einen einzigen

Inhaltsstoff als Wirkprinzip herauszugreifen und das Mittel auf diesen Wirkstoff zu standardisieren, verfolgen Mistel-Phytotherapeutika, vor allem der Hersteller von *Lektinol*®. Dazu schreiben Peter Matthiessen und Jörg Tröger: «Ein zweiter Therapieansatz außerhalb der anthroposophischen Misteltherapie versucht, die Wirksamkeit der Misteltherapeutika allein auf das Mistellektin 1 (ML-1) zurückzuführen. Forschungsziel ist letztlich die therapeutische Anwendung von ML-1 als Monosubstanz (*Einzelwirkstoff, Anm. d. Verf.*). Mögliche Wechselwirkungen zwischen ML-1 und anderen Bestandteilen des Extraktes werden als für den Therapieerfolg nicht entscheidend angesehen. Hintergrund dieser Herangehensweise ist u. a., daß eine Standardisierung von komplexen Substanzgemischen nicht in genügendem Maße möglich ist. Eine solche Standardisierung (Definition von aktiven Substanzen und ihrer Dosierung etc.) gilt jedoch im etablierten Wissenschaftsbetrieb im Sinne einer quantitativen Invarianz (*mengenmäßig einheitlichen Zusammensetzung, Anm. d. Verf.*) der Stoffe als Voraussetzung für die Erarbeitung exakter Dosis-Wirkungs-Beziehungen. Diese unterschiedlichen Auffassungen machen einen Grundaspekt der Phytotherapie deutlich: Nämlich im einen Fall das therapeutische Wirkprinzip im pflanzentypischen Stoffensemble zu suchen, und im anderen Fall in einer aus dem Extrakt isolierten und chemisch definierten Substanz. Bei der Misteltherapie liegen Ergebnisse vor, die sowohl die eine wie auch die andere Denkrichtung zu bestätigen scheinen.»[15]

Kurzum: Alle Mistelpräparate haben ihren Stellenwert und ihren Platz in der Therapie. Es kommt nur darauf an, wer sie einsetzt bzw. wie, und was damit erreicht werden soll. Anthroposophische Ärztinnen und Ärzte werden anthroposophische Mittel verordnen, weil sie in das Konzept dieser Medizinrichtung passen. Konventionell denkende Ärztinnen und Ärzte werden eher Mistel-Phytotherapeutika anwenden, weil diese sich in ihr Verständnis von Medizin einfügen und insgesamt leichter anzuwenden sind. Grundsätzlich können jedoch alle Mediziner/innen oder Heilpraktiker/innen alle Mittel verordnen und einsetzen.

Um nicht-anthroposophischen Ärztinnen und Ärzten oder Heilpraktikerinnen und Heilpraktikern die Anwendung anthroposophischer Mittel zu erleichtern, geben die meisten anthroposophischen Hersteller konkrete Hilfen bei der Erarbeitung eines individuellen Therapieplanes durch versierte Ärztinnen und Ärzte und stehen auch für Fragen im Therapieverlauf zur Verfügung. Ähnliches bieten auch die Hersteller von Mistel-Phytotherapeutika im Rahmen ihrer Telefon-Hotlines für Ärztinnen und Ärzte.

Sowohl anthroposophische Mistelpräparate wie Mistel-Phytotherapeutika müssen das normale Zulassungsverfahren beim Bundesinstitut für Arzneimittel und Medizinprodukte in Berlin durchlaufen. Das bedeutet, die Hersteller müssen Qualität, Unbedenklichkeit und Wirksamkeit des Mittels nachweisen. Das Institut prüft die Unterlagen der Hersteller und erteilt die Zulassung, wenn die eingereichten Studien den gestellten Anforderungen entsprechen.

Zugelassen sind zur Zeit *ABNOBAviscum*®, *Helixor*®, *Iscador*® und *Vysorel*®. Als «Altarzneimittel» gelten *Lektinol*® und *Eurixor*®, die Folgepräparate des bereits vor 1978 im Handel befindlichen *Plenosol N*® sind (*Plenosol N*® ist ein Mistelextrakt, der heute nur noch bei Arthrose angewandt wird, nicht bei Krebs). 1978 trat ein neues Arzneimittelgesetz in Kraft, das schärfere Zulassungskriterien vorsah als das vorher gültige Gesetz. Mittel, die vor 1978 auf dem Markt waren, konnten zwar weiterhin im Handel bleiben, müssen aber bis zu einer bestimmten Frist (zur Zeit reicht sie bis zum Jahr 2002) eine Nachzulassung beantragen, sonst werden sie aus dem Verkehr gezogen. Das bedeutet, daß auch diese Arzneimittel bis zum Fristablauf nach den neuen Zulassungskriterien geprüft werden und diesen genügen müssen. In diesem Nachzulassungsverfahren befinden sich zur Zeit die Mistelpräparate *Cefalektin*®, *Eurixor*®, *Iscucin*® und *Lektinol*®.

Mistelpräparate machen teilweise recht hohe Umsätze auf dem deutschen Arzneimittelmarkt, zwei davon zählen sogar zu den 2000 meistverordneten Arzneimitteln (*Iscador*® lag 1997 auf Platz 285, *Helixor*® auf Platz 1217). So wurden z. B. *Iscador*®-Präparate im Jahr 1997 von Ärztinnen und Ärzten insgesamt über 600000mal verordnet, der Umsatz betrug 42,3 Millionen Mark. *Helixor*® wurde 227000mal verschrieben, bei einem Umsatz von 11,2 Millionen Mark.[16] Für *Lektinol*® liegen noch keine Angaben vor (Stand Juni 1999), allerdings ist davon auszugehen, daß es 1998 und 1999 ebenfalls zu den «Top 2000» zählen wird, denn bereits 1997 wurden rund 82000 Packungen des Mittels verkauft. Die anderen Mittel werden im Vergleich zu diesen Marktführern seltener verordnet –

Mistelpräparate gehören zu den 2000 meistverordneten Arzneimitteln in Deutschland

was aber nichts über ihre Qualität aussagt.

Die Kosten der Präparate reichen von etwa 5 bis 15 Mark pro Ampulle. So kostet beispielsweise eine Packung mit 8 Ampullen von *ABNOBAviscum*® ca. 75 Mark, von *Helixor*® ca. 67 Mark, von *Vysorel*® 70 Mark, von *Iscador*® ca. 74 Mark. Eine Packung mit 5 Ampullen *Lektinol*® kostet 75 Mark, die gleiche Menge *Eurixor*® ca. 52 Mark. Am billigsten ist *Cefalektin*®, hier kosten 10 Ampullen knapp 50 Mark.[17]

Die nachfolgenden Ausführungen zu den einzelnen Mistelpräparaten beruhen auf Firmenangaben und wissenschaftlichen Veröffentlichungen und erheben nicht den Anspruch eines Warentestes. Die Hersteller machen teilweise sehr unterschiedliche Angaben zum Produktionsprozeß. Manche sind sehr ausführlich und detailgenau, andere eher pauschal und wenig differenziert. Das spiegelt sich auch in der hier vorliegenden Darstellung. Die Schilderung der Herstellungsvorgänge und der jeweiligen Produktpalette der Mittel sollen einen Eindruck von der Produktion und Firmenphilosophie vermitteln und nicht etwa Aussagen zum Stellenwert oder der Qualität des Mittels treffen. Ein hier nur knapp geschildertes Präparat kann ebenso gut und wirksam sein wie ein sehr ausführlich dargestelltes.

Anthroposophische Mistelpräparate

Die Wiege für alle anthroposophischen Mistelpräparate steht in Arlesheim in der Schweiz. Dort hat die Ärztin Dr. Ita Wegman noch gemeinsam mit Rudolf Steiner das erste Mistelpräparat *Iscar* entwickelt, aus dem später dann das *Iscador*® hervorging. Noch heute wird *Iscador*® in Arlesheim im Institut Hiscia hergestellt und dann an die verschiedenen Vertriebsorganisationen in den einzelnen Ländern verschickt. In Deutschland ist dafür die Weleda AG in Schwäbisch Gmünd zuständig.

Die anderen anthroposophischen Hersteller sind vom Institut Hiscia unabhängige eigenständige Unternehmen, wurden aber teilweise von ehemals dort tätigen Mitarbeitern gegründet. Die Präparate unterscheiden sich hinsichtlich des Herstellungsprozesses, außerdem werden unterschiedliche Mistelsorten verwendet. Welcher Wirtsbaum und welche Dosis für

> *Anthroposophische Mistelpräparate gibt es von unterschiedlichen Wirtsbäumen*

welche Krebsart eingesetzt wird, ist eine Wissenschaft für sich und wird meist nach Intuition und Erfahrung entschieden (siehe «Ihre individuelle Misteltherapie», Seite 86).

Die Anwendung der anthroposophischen Mistelpräparate ist prinzipiell bei allen Tumorarten möglich. Bisher wurde nicht beobachtet, daß bei irgendeiner Tumorart Schaden angerichtet hätten, auch nicht bei Haut-, Blut- oder Lymphdrüsenkrebs, Hirntumoren oder bei Kindern (siehe «Fragen und Antworten ...», Seite 107).

> *Eine anthroposophische Misteltherapie beginnt mit einer sehr niedrigen Dosierung, die langsam ansteigt*

Alle anthroposophischen Mittel werden «einschleichend» dosiert. Das heißt, anfangs spritzt man einen sehr gering konzentrierten Mistelextrakt, dann steigt die Konzentration, bis die angestrebte Erhaltungsdosis erreicht ist. Wie schnell das geht, hängt von der individuellen Reaktion auf die Mistel ab (siehe «Die richtige Dosis», Seite 89).

Iscador®

Von *Iscador®* gibt es die Sorten *M*, *P* und *Qu* (im Ausland auch noch *A* und *U*). *A* steht dabei für Viscum Abietis, die Tannenmistel, *M* für Viscum Mali, die Apfelbaummistel, *P* für Viscum Pini, die Kiefernmistel, *Qu* für Viscum Quercus, die Eichenmistel, und *U* für Viscum Ulmi, die Ulmenmistel.

Alle *Iscador®*-Präparate werden seit Jahrzehnten nach demselben Rezept hergestellt. Die Apfelbaum- und Kiefernmisteln stammen dabei aus Frankreich, die Tannenmisteln aus der Schweiz. Die sehr seltenen Eichen- und Ulmenmisteln werden in Frankreich und in der Schweiz sorgfältig gehegt und gepflegt. Geerntet wird nicht der komplette Mistelbusch, sondern nur die Teile, die für die Herstellung gebraucht werden (Blätter, junge Stengel, Beeren), so daß der Busch immer wieder neu austreiben kann.

Die Pflanzenteile werden in Kühlwagen (damit sie frisch bleiben) vom Pflückort zum Institut Hiscia nach Arlesheim in die Schweiz transportiert. Dort werden die Mistelteile erst einmal per Hand verlesen. Bei der Sommerernte kommt es auf die ein- bis zweijährigen Blätter, Stengel, Blüten- und Fruchtanlagen an, im Winter zusätzlich auf die reifen Beeren. Danach werden alle Pflanzenteile in einer Walze zerquetscht und dabei mechanisch aufgeschlossen.

Der so gewonnene grobe Pflanzenbrei wird mit destilliertem Quellwasser, Zucker und Milchsäurebakterien versetzt und beginnt zu gären. Diesen Prozeß nennt man Fermentation. *Iscador®* ist deshalb pharmazeutisch gesehen ein fermentierter wäßriger Auszug aus der Mistel. Während der Milchsäuregärung verändern sich der Säuregrad (pH-Wert) sowie der Gehalt von Mistellektinen und Viscotoxinen. Der pH-Wert sinkt ab, der Gehalt an Viscotoxinen steigt, der an Mistellektinen nimmt etwas ab. Die bei der Fermentation gebildete Milchsäure trägt dazu bei, die Mistellektine zu stabilisieren und den wäßrigen Extrakt haltbar zu machen.

Nach drei Tagen wird der vergorene Pflanzenbrei abgepreßt, so daß die festen Pflanzenteile und der Preßsaft übrigbleiben. Nur der Preßsaft wird weiterverarbeitet.

In den weiteren Arbeitsschritten werden Winter- und Sommersaft nach einem speziellen Verfahren vermischt. Der Wintersaft wird dabei kontinuierlich auf die Mitte einer Titanmetallscheibe von einem Meter Durchmesser eingebracht, die mit hoher Geschwindigkeit (10 000 Umdrehungen pro Minute) rotiert. Durch die Fliehkraft spreitet der Wintersaft nach außen aus. Der Sommersaft wird aus einem Meter Höhe aus zwölf rund um den äußeren Rand der Drehscheibe angeordneten Schläuchen in den hochgebogenen Rand hineingetropft und vermischt sich dort mit dem aus der Mitte kommenden Wintersaft. Das so gewonnene Mischkonzentrat wird dann mit physiologischer Kochsalzlösung auf die verschiedenen Konzentrationen verdünnt, steril filtriert und in Ampullen abgefüllt. Das so gewonnene Arzneimittel ist stabil und haltbar.

Die Qualität der Mistelpräparate wird ständig überprüft, vor allem hinsichtlich des Lektin- und Viscotoxingehalts. *Iscador*® *M* und *Qu* enthalten relativ viel Lektine, *Iscador*® *A* und *Qu* auch relativ viel Viscotoxine. *Iscador*® *P* enthält kaum Lektine (weil in Kiefernmisteln nur Mistellektin III enthalten ist und auch das in sehr geringen Mengen), dafür etwas mehr Viscotoxine. Das bedeutet: Die verschiedenen Mittel enthalten unterschiedliche Mengen an Mistellektinen, aber weitgehend ähnliche Mengen an Viscotoxinen.

Bei allen Chargen wird der Gehalt an Polysacchariden, Gesamtprotein, Gesamtlektin und Gesamtviscotoxin bestimmt. Die biologische Wirkung wird überwacht, indem an Zellkulturen die Giftwirkung (Zytotoxizität) auf Leukämiezellen getestet

Bei allen anthroposophischen Mistelpräparaten werden Extrakte aus der Sommer- und Winterernte gemischt

wird. Geruch, Geschmack, Aussehen und pH-Wert werden kontrolliert, ebenso physikalisch-chemische Faktoren wie Brechungsindex und Trockenrückstand bestimmt. Alle diese Untersuchungen sollen dazu beitragen, eine relativ gleichbleibende Produktqualität zu gewährleisten. Trotzdem kann der Gehalt der verschiedenen Inhaltsstoffe schwanken, was aber die biologische Wirksamkeit nicht beeinträchtigen muß.

Iscador®-Präparate gibt es in Konzentrationen von 0,0001 Milligramm bis 50 Milligramm. Diese Angaben beziehen sich nicht auf den Wirkstoffgehalt pro Ampulle, sondern geben die Menge der zur Herstellung des fermentierten wäßrigen Auszuges verwendeten Pflanzenmenge in Milligramm an.

Da während der Einleitungsphase der Wirkstoffgehalt in den Spritzen regelmäßig ansteigen soll, gibt es Ampullen mit steigenden Konzentrationen in Serienpackungen. Dabei enthält die Serie 0 die niedrigsten Konzentrationen (je 2 Ampullen mit 0,01 und 0,1 mg sowie 3 Ampullen mit 1 mg), die sich dann über die Serien I (je 2 Ampullen mit 0,1 und 1 mg sowie 3 Ampullen mit 10 mg) und II (je 2 Ampullen mit 1 und 10 sowie 3 Ampullen mit 20 mg) bis zur Serie III (je 2 Ampullen mit 10 und 20 mg sowie 3 Ampullen mit 30 mg) steigern.

Seit kurzem gibt es *Iscador® spezial* in den Sorten *M 5 mg* und *Qu 5 mg. Iscador® spezial* ist auf einen bestimmten Mistellektingehalt standardisiert. Die Sorte *M 5 mg* enthält pro Ampulle (zu je 1 ml) einen fermentierten wäßrigen Auszug aus 5 Milligramm Apfelbaummistel, der einen gleichbleibenden Gehalt von 250 Nanogramm Gesamtlektin pro Milliliter bzw. 80 Nanogramm Mistellektin I pro Milliliter aufweist. Die Sorte *Qu 5 mg* enthält pro Ampulle (à 1 ml) einen fermentierten wäßrigen Auszug aus 5 Milligramm Eichenmistel, der auf 375 Nanogramm Gesamtlektin pro Milliliter standardisiert ist (zur Problematik der Standardisierung siehe Seite 77).

Enthält ein Mistelextrakt zuwenig Lektin, wird er mit dem Saft einer anderen Charge vom gleichen Wirtsbaum versetzt, bis die nötige Lektinmenge erreicht ist. Die unterschiedliche Menge bei den beiden Mistelsorten ergibt sich daraus, daß Apfel- und Eichenmistel einen verschiedenen Lektingehalt haben (siehe Seite 52).

Vor der Anwendung von *Iscador® spezial* ist es sinnvoll, eine Einleitungsphase mit den normalen *Iscador®*-Serien-Packungen vorzuschalten. Für den Anfang ist die Konzentration von 5 Milligramm in den Spezial-Präparaten meist zu hoch.

Fast alle *Iscador®*-Präparate außer *Iscador® spezial* gibt es mit Zusätzen bestimmter Metallsalze in extrem geringer Dosierung, z. B. 0,01 Mikrogramm Kupfercarbonat (Malachit), Quecksilbersulfat, Silbercarbonat. Diese Kombinationen beruhen auf anthroposophischen Behandlungskonzepten und werden hier nicht näher erörtert. Sie stehen in keinem direkten Zusammenhang mit der Mistelbehandlung.

> *Alle anthroposophischen Mistelpräparate gibt es in unterschiedlichen Dosierungen*

Helixor®

Helixor® gibt es in den Sorten *A* (Tannenmistel), *M* (Apfelbaummistel) und *P* (Kiefernmistel).

Für die Herstellung von *Helixor®*-Präparaten werden Mistelblätter, -stengel und -beeren nach Wirtsbäumen getrennt je zweimal im Sommer und Winter geerntet. Die Pflanzenteile werden auf Schadstoffbelastung untersucht und per Hand verlesen. Verwendet werden nur die jungen Pflanzenteile.

Die Mistelteile werden mechanisch zerkleinert. Bei Temperaturen zwischen 14 und 20 Grad Celsius wird ein wäßriger Auszug gewonnen, in dem die Inhaltsstoffe der Mistelpflanze gelöst sind. Er enthält vor allem Mistellektine sowie Oligo- und Polysaccharide, die die Lektine nicht nur stabilisieren, sondern auch in ihrer Wirkung verstärken. Viscotoxine sind so gut wie nicht enthalten, die Nachweisgrenze von 5 Mikrogramm pro Milliliter wird nicht überschritten. Aufgrund eines speziellen Filtrationsverfahrens enthalten alle *Helixor®*-Präparate vorwiegend Mistellektin III und kaum Mistellektin I.

Sommer- und Wintersaft werden in einem speziellen Strömungsverfahren vermischt und stabilisiert. Der so gewonnene Extrakt wird dann mit physiologischer Kochsalzlösung auf die verschiedenen Endkonzentrationen verdünnt (0,01 bis 50 mg/ml, bezogen auf die Menge Pflanzenausgangsmaterial), steril filtriert und in Ampullen abgefüllt.

Zur Qualitätskontrolle wird die biologische Wirkung des Extrakts auf Leukämiezellkulturen geprüft. Außerdem werden Gesamtprotein- und Gesamtkohlenhydratgehalt, Aminosäuren, Trockenrückstand, pH sowie weitere physikalisch-chemische Werte bestimmt. Chargen, die die Qualitätskriterien nicht erfüllen, gelangen nicht in den Handel.

ABNOBAviscum®

ABNOBAviscum® gibt es von neun verschiedenen Wirtsbäumen: Aceris (Ahorn), Amygdali (Mandelbaum), Betulae (Birke), Crataegi (Weißdorn), Fraxini (Esche), Mali (Apfelbaum), Quercus (Eiche), Abietis (Tanne) und Pini (Kiefer). Hersteller ist die ABNOBA Heilmittel GmbH in Pforzheim.

Alle *ABNOBAviscum®*-Produkte sind Preßsäfte aus Mistelblättern, -stengeln und -beeren. Geerntet wird im Sommer und Winter, wobei die Preßsäfte nach Wirtsbäumen getrennt in einem speziellen Verfahren bei Raumtemperatur miteinander vermischt werden.

Charakteristisch bei diesem Mittel ist die grüne Farbe, die bis zu den Verdünnungsstufen 2 und 3 noch erkennbar ist. Sie rührt daher, daß der Preßsaft aufgrund seines speziellen Extraktionsverfahrens noch bestimmte Bestandteile aus der Zellwand der Pflanzenteile (Membranlipide) in Form winziger Bläschen (Vesikel) enthält, die besonders reich an Lektinen, Oligo- und Polysacchariden sowie Viscotoxinen sind.

ABNOBAviscum® gibt es in folgenden Dosierungen:
- Stufe 2 mit 15 mg Preßsaft aus 30 mg Mistel
- Stufe 3 mit 1,5 mg Preßsaft aus 2 mg Mistel
- Stufe 4 mit 0,15 mg Preßsaft aus 0,2 mg Mistel
- Stufe 5 mit 0,015 mg Preßsaft aus 0,02 mg Mistel

- Stufe 6 mit 1 ml auf D6 verdünntem Mistelpreßsaft, wobei D6 bedeutet, daß die Lösung noch einmillionstel Gramm des ursprünglichen Preßsaftes enthält
- Stufe 10 mit 1 ml auf D10 verdünntem Mistelpreßsaft (zehnmilliardstel Gramm des ursprünglichen Preßsaftes)
- Stufe 20 mit 1 ml auf D20 verdünntem Mistelpreßsaft (entsprechend weiter verdünntem Ausgangspreßsaft)
- Stufe 30 mit 1 ml auf D30 verdünntem Mistelpreßsaft (noch einmal entsprechend weiter verdünntem Ausgangspreßsaft).

D6 bis D30 sind homöopathische Verdünnungen, die kaum noch meßbare Anteile an Mistelextrakt enthalten. Solche Präparate eignen sich besonders gut für Personen, die sehr empfindlich auf die Mistel reagieren, wobei nach und nach auf höhere Konzentrationen übergegangen werden kann.

Vysorel® / Isorel®

Vysorel® wird von der Firma Novipharm in Pforzheim hergestellt bzw. vertrieben. In Österreich ist das Mittel unter dem Namen *Isorel®* im Handel (Hersteller: Novipharm, Pörtschach). *Vysorel®/Isorel®* gibt es als Tannen-, Apfelbaum- und Kiefernmistelnextrakt. Es handelt sich um einen Kaltwasserauszug, der innerhalb von zwei Stunden bei 6 bis 12 Grad Celsius aus der Sommer- und Winterernte gewonnen wird, wobei Mistelblätter, -stengel, -beeren und auch der Senker verwendet werden. Enthalten sind Mistellektine, Oligo- und Polysaccharide und sehr wenig Viscotoxine.

Vysorel® gibt es nur in einer Dosierung (60 mg), *Isorel®* in verschiedenen Konzentrationsstufen (1, 6, 12, 24 und 36 mg) bzw. als Serienpackung. Die Milligramm-Angaben beziehen sich nicht auf den Wirkstoffgehalt pro Ampulle, sondern geben die Menge des Pflanzenausgangsmaterials an.

Vysorel®/Isorel® wird häufig im Rahmen einer sogenannten Hochdosisinfusion angewandt. Das bedeutet, das Mittel wird über einen «Tropf» direkt ins Blut geleitet (meist über eine Armvene), und zwar in vergleichsweise hoher Dosierung (bis zu 20 Ampullen pro Infusion). Vor allem fortgeschrittene Tumorerkrankungen können damit oft positiv beeinflußt werden.

Iscucin®

Iscucin® wird von der Firma Wala in Eckwälden / Bad Boll hergestellt. Aus der gesamten Mistel inklusive Blättern, Stengeln, Senkern und Beeren (bei der Winterernte) bzw. Fruchtansätzen (bei der Sommerernte) wird ein wäßriger Auszug hergestellt, der in 20er-Schritten verdünnt wird. *Iscucin®* gibt es in den Verdünnungsstufen I und II, wobei die Stärken mit Buchstaben gekennzeichnet werden. Stärke A ist am meisten verdünnt, Stärke H am wenigsten. Die Potenzreihe I enthält Präparate der Stärken A bis D, die Reihe II Präparate der Stärken D bis G. Die Stärke H gibt es nur einzeln. Begonnen werden sollte immer mit Stärke A. *Iscucin®* gibt es von Tannen-, Weißdorn-, Apfelbaum-, Kiefern-, Pappel-, Eichen-, Weiden- und Lindenmisteln.

Mistel-Phytotherapeutika

Es gibt drei verschiedene Mistel-Phytotherapeutika: *Cefalektin®*, *Eurixor®* und *Lektinol®*. *Lektinol®* und *Eurixor®* sind auf einen bestimmten Gehalt an Mistellektin standardisiert. Alle Mistel-Phytotherapeutika gibt es nur in einer Wirkstärke.

Lektinol® und Eurixor®

Beide Mittel sind Nachfolgepräparate von *Plenosol N®*, wobei *Lektinol®* vom *Plenosol®*-Hersteller selbst, der Firma Madaus AG in Köln, hergestellt wird. *Eurixor®* wird in Lizenz von Madaus von der medisculab Arzneimittel GmbH, die zur Biosyn Arzneimittel GmbH in Stuttgart-Fellbach gehört, produziert und vertrieben.

Für die Herstellung beider Mittel werden überwiegend frische Pappelmisteln verwendet, die im Januar geerntet werden. Die Wirtsbäume werden nicht näher angegeben. Aus Blättern und jungen Stengeln wird ein wäßriger Auszug hergestellt, der durch Mischen verschiedener Auszüge einen gleichbleibenden Gehalt an Mistellektin aufweist. Das bedeutet: Die Mittel sind Extrakte aus der ganzen Pflanze, enthalten aber definierte Mengen Mistellektin I, und zwar bei *Eurixor®* 70 Nanogramm. *Lektinol®* enthält 15 Nanogramm «aktives Mistellektin, bestimmt als Mistellektin I». Andere Mistelinhaltsstoffe werden nicht angegeben.

Lektinol® und Eurixor® enthalten überwiegend Auszüge von der Pappelmistel

Da die eiweißhaltigen Mistellektine in wäßriger Lösung normalerweise nicht sehr haltbar sind, wird der Mistelextrakt mit speziellen Zusatzstoffen versehen, die die Mischung stabilisieren. Trotzdem darf der Ampulleninhalt allenfalls kurzfristig auf Raumtemperatur erwärmt werden, weil die biologische Aktivität der Lektine bei Temperaturen um 20 Grad Celsius rasch abnimmt. *Lektinol®* wird deshalb in einer ununterbrochenen Kühlkette vertrieben. Wenn Sie es in der Apotheke besorgen, müssen Sie es mit einem Kühlkissen nach Hause transportieren und dort sofort im Kühlschrank lagern. Ein Kühltransport empfiehlt sich auch für Reisen.

Prinzipiell gilt das auch für *Eurixor®*. Hier gibt der Hersteller jedoch an, daß eine bis zu einwöchige Lagerung bei Raumtemperatur die Aktivität des Mittels nicht mindert.

Der Hauptwirkstoff in den Mistel-Phytotherapeutika ist das Mistellektin

Da Lektine leicht an Glas oder Plastik haften, enthalten *Lektinol®* und *Eurixor®* zusätzlich weitere Hilfsstoffe, die diese Klebrigkeit herabsetzen. Damit soll vermieden werden, daß beim Spritzen ein Gutteil der aktiven Bestandteile in der Spritze oder Nadel hängenbleibt.

Vielfach wird zugunsten von *Lektinol*® und *Eurixor*® argumentiert, daß die Mistellektine nur dank der Zusatzstoffe in diesen Mitteln stabil bleiben und deshalb auch nur bei diesen Präparaten vollständig aus der Spritze in den Körper gelangen. Das legt den Schluß nahe, daß bei den anthroposophischen Mitteln der Hauptanteil des Mistelextrakts am Plastikkolben der Spritze bzw. in der Kanüle hängenbleibt. Die Hersteller der anthroposophischen Präparate geben jedoch an, daß es aufgrund der im Gesamtextrakt zusätzlich vorhandenen anderen Substanzen (z. B. Oligo- und Polysaccharide) mit der Stabilität der Lektine keine Probleme gebe, allenfalls in den zusätzlich mit Lektin angereicherten Mitteln (*Iscador*® *spezial*-Präparate, diese sollen deshalb auch gekühlt gelagert und transportiert werden). Auch das Anhaften an Glas- oder Plastikkolben sei im Gesamtextrakt nicht zu beobachten.

Lektinol® und *Eurixor*® gibt es nur in einer einzigen, relativ niedrigen Konzentration. Die Dosis richtet sich bei *Lektinol*® nach dem Körpergewicht. Bei *Eurixor*® ist die Dosis auf das durchschnittliche menschliche Körpergewicht von 50 bis 70 Kilogramm vorgegeben. Durch die Standardisierung auf Mistellektin als aktiven Wirkstoff sei trotzdem eine optimale Stimulierung des Immunsystems möglich, sagen die Hersteller.

Der Lektingehalt der Mistel-Phytotherapeutika ist weitgehend einheitlich

Zu Beginn der Behandlung soll die Lösung aus der Ampulle verdünnt werden, um die Verträglichkeit zu testen. Ergibt sich dabei eine Hautrötung unter zwei Zentimeter Durchmesser, kann sofort mit der Behandlung begonnen werden. Rötet sich die Haut auf größerer Fläche, darf das Mittel nicht angewandt werden. Der Test kann nach zwei bis vier Wochen wiederholt werden.

Üblicherweise werden *Lektinol*® und *Eurixor*® zweimal wöchentlich unter die Haut gespritzt.

Cefalektin®

Cefalektin® ist ein wäßriger Auszug aus getrockneten Mistel-blättern von Pappel- und anderen Misteln und wird von der Firma Cefak in Kempten herstellt. Die Wirtsbäume werden nicht näher angegeben. Geerntet wird in Herbst und Winter. Eine Ampulle *Cefalektin®* enthält 1 Milliliter wäßrigen Mistelextrakt, der aus 10 Milligramm frischem Mistelkraut (entsprechend 1 Milligramm getrockneten Mistelblättern) gewonnen wurde.

Gespritzt wird nach folgendem Schema: in der ersten Behand-lungswoche dreimal wöchentlich 1 Ampulle, in der zweiten Woche viermal wöchentlich 1 Ampulle, ab der dritten Woche täglich 1 Ampulle oder alle zwei Tage 2 Ampullen.

Das Problem der Standardisierung

Die Hersteller von Mistel-Phytotherapeutika führen als Argu-mente für ihre Produkte an, daß sie auf einen gleichbleibenden Gehalt an Mistellektin standardisiert sind. Das wird als besonde-rer Vorzug gegenüber den anthroposophischen Mitteln darge-stellt, die – bis auf *Iscador®* spezial-Präparate – keine solchen de-finierten Einzelwirkstoffmengen enthalten. Allerdings ist heute durchaus unklar, ob diese Konzentration auf Mistellektin als hauptsächliches Wirkprinzip tatsächlich berechtigt ist (siehe «Lektine», Seite 52). Darüber hinaus ist zu bedeuten, daß auch anthroposophische Mittel standardisiert sind, jedoch auf andere Weise und nach anderen Kriterien.

Prozeßstandardisierung

Die meisten anthroposophischen Mistelpräparate sind nicht auf einen oder mehrere einzelne Inhaltsstoffe standardisiert, son-dern auf den Prozeß der Herstellung. Das wird als «Prozeßstandardisierung» bezeichnet. Es bedeutet, daß der Hersteller eines Präparats die Vorgänge, die für die Produktion des Mittels wesentlich sind, unter stets gleichbleibenden Bedingungen abwickelt. Dazu gehören die Erntezeit, die Erntetechnik, die Wirtsbäume, die geernteten Mistelteile, das Mischungsverhältnis von Stengeln, Blättern und Beeren, das Extraktionsverfahren, die Mischung von Sommer- und Wintersaft bzw. -extrakt, das sterile Abfüllen in Ampullen, die Qualitätskontrolle des Endprodukts hinsichtlich seiner biologischen Aktivität sowie biologischer, chemischer und physikalischer Werte.

Bei den meisten anthroposophischen Mistelpräparaten ist der Herstellungsprozeß standardisiert

Die anthroposophischen Hersteller garantieren mit einer solchen Prozeßstandardisierung ähnlich gleichbleibende Wirkstoffmengen wie die Hersteller der Phytotherapeutika, die auf Mistellektin standardisieren.

Die Hersteller der Phytotherapeutika messen Erntezeiten, Wirtsbäumen und den Anteilen von Blättern, Stengeln und Beeren an der Ernte weniger Bedeutung bei. Sie standardisieren ihre Produkte auf einen bestimmten Gehalt an Mistellektin I, um eine pharmazeutisch gleichbleibende Qualität zu gewährleisten. Dabei gehen sie davon aus, daß dieser Inhaltsstoff der einzig wichtige ist. Mistellektin I ist aber nur eines von 500 verschiedenen Mistelproteinen und macht nur ein Prozent des Gesamteiweiß-

Mistellektin I ist nur einer von 500 verschiedenen Mistel-Eiweißstoffen, allerdings der am besten untersuchte

gehaltes der Mistel aus. Zwar ist es der zur Zeit am besten untersuchte Eiweißstoff der Mistel, das bedeutet aber nicht, daß er der einzig wirksame ist.

Insofern ist die Prozeßstandardisierung bei den Gesamtextrakten in den anthroposophischen Mitteln nicht unwichtig oder im Vergleich mit einer Standardisierung auf Mistellektin weniger wert.

Standardisierung auf Mistellektin

Seit bekannt ist, daß Lektine für die Wirkung der Mistelpräparate bedeutsame Inhaltsstoffe sind, hat sich die Forschung auf diese Wirkstoffe konzentriert. Einige Hersteller sind dazu übergegangen, ihre Präparate auf einen stets gleichbleibenden Gehalt an Mistellektin einzustellen (zu standardisieren). Dazu gehören die Mittel *Eurixor*®, *Lektinol*® und das anthroposophische Präparat *Iscador*® *spezial*. *Eurixor*® und *Lektinol*® sind auf Mistellektin I standardisiert, *Iscador*® *spezial M* auf Mistellektin I und Gesamtmistellektin, *Iscador*® *Qu* nur auf Gesamtmistellektin.

Bei *Iscador*® *spezial* geht es allerdings weniger darum, Mistellektin als hauptsächliche Wirksubstanz in den Vordergrund zu rücken, sondern vielmehr um eine gleichbleibende pharmazeutische Qualität. Der Hersteller von *Iscador*® *spezial* weist ausdrücklich darauf hin, daß die «*spezial*»-Versionen nicht besser sind als die bisher üblichen *Iscador*®-Produkte, sondern nur eine Variante mit konzentriertem Mistellektin-Gehalt darstellen. Insbesondere wird betont, daß es sich nach wie vor um einen Gesamtextrakt mit vielen weiteren wichtigen Inhaltsstoffen handelt.

Im Gegensatz dazu argumentiert vor allem der Hersteller von *Lektinol*® damit, daß Mistellektin I in seinen Produkten der einzige arzneilich wirksame Bestandteil sei. Dabei entsteht der Eindruck, es handele sich um Präparate, die ausschließlich Mistellektin I enthalten. Das ist nicht der Fall. *Lektinol*® wird als wäßriger Auszug der ganzen Mistelpflanze (Blätter und junge Stengel) gewonnen. Dieser Auszug wird dann auf einen bestimmten Mistellektin-I-Gehalt geeicht. Das bedeutet, er enthält zwar vor allem Mistellektin I, vielleicht aber auch noch andere Stoffe, die beim Extrahieren anfallen. Welche Stoffe das sind und welchen Anteil sie haben, wird nicht angegeben. Sollten tatsächlich keine anderen Mistelinhaltsstoffe mehr enthalten sein, hätte das weitreichende Konsequenzen für den Hersteller. Dann würde es sich nämlich nicht mehr um ein Nachfolgepräparat von *Pleno-*

sol® *N* handeln, sondern um ein neues Medikament, das alle Stufen einer Neuzulassung durchlaufen müßte.

Für die Standardisierung auf Mistellektin werden verschiedene Bestimmungsverfahren angewandt. Die Bestimmung im Gesamtextrakt erfolgt mit speziellen etablierten Meßverfahren (Enzyme-Linked Lektin Assay, abgekürzt ELLA) oder einem spezifischen Immunassay (ELISA). Das sind etablierte Verfahren, mit denen z.B. *Eurixor*® auf 70 Nanogramm oder *Iscador*® *spezial 5 mg* auf 80 Nanogramm Mistellektin I standardisiert werden.

Lektinol® wird mit einem weiteren, bisher noch nicht publizierten Verfahren auf einen Gehalt von 15 Nanogramm «aktivem Mistellektin, bestimmt als Mistellektin I» eingestellt. Konkret heißt es in einer *Lektinol*®-Broschüre: «Die in einer Ampulle *Lektinol*® enthaltene Lektinaktivität entspricht der Aktivität von 15 Nanogramm einer Mistellektin-I-Referenz.»[18] Ob das tatsächlich eine qualitative Verbesserung gegenüber anderen Präparaten darstellt, ob die anderen Präparate weniger «aktives Mistellektin I» enthalten, läßt sich nicht beurteilen, solange das Verfahren nicht veröffentlicht ist und solange unklar ist, was unter einer «Mistellektin-I-Referenz» zu verstehen ist, zumal es keinen allgemein anerkannten Mistellektin-Standard gibt.

Es ist fraglich, ob Mistellektin I tatsächlich der einzige arzneilich wirksame Bestandteil im Gesamtextrakt ist

Außerdem ist unklar, ob die vorgenommene Standardisierung auf 70 Nanogramm Mistellektin I bzw. 15 Nanogramm «aktives Mistellektin, bestimmt als Mistellektin I», tatsächlich sinnvoll und ausreichend ist. Die Herstellerfirmen verweisen diesbezüglich auf Studien, bei denen es darum ging, diejenige Dosis von Mistellektin herauszufinden, bei der eine Wirkung auf das Immunsystem festzustellen ist. Diese Dosisfindungsstudien wurden an acht Mäusen, zwölf Kaninchen, diversen Blutkulturen sowie wenigen Tumorpatienten vorgenommen.[19] Bei einer intravenösen Gabe von 0,5 bzw. 1,0 und 10 Nanogramm Mistellektin I pro Kilogramm Körpergewicht waren dabei kurzfristige immunmodulatorische Wirkungen aufgetreten. Die Untersuchungen an den Tumorpatienten ergaben, daß bei dieser Dosis die Anzahl von Immunzellen (T-Helferzellen, natürliche Killerzellen) zunahm. Daraus folgerte man, daß diese Dosis bei der Verabreichung von Mistelpräparaten grundsätzlich als Leitlinie gelten könne.

Dazu schreiben Sigrun und Hans-Joachim Gabius, die beide selbst mit der Mistel geforscht haben, in der «Pharmazeutischen Zeitung»: «Diese Immunmodulation wird zumindest voreilig, vielleicht leichtfertig mit klinischem Nutzen für den Patienten gleichgesetzt. (...) Zwei umfangreiche Tierstudien mit Lektin-behandlung nach chemischer Karzinogenese (*künstliche Krebs-erzeugung mit chemischen Stoffen, Anm. d. Verf.*) belegen keinen klinischen, günstig zu wertenden Einfluß, sondern weisen für Einzeltiere eher auf einen negativen, statistisch jedoch nicht signifikanten Einfluß der lektinvermittelten Immunmodula-tion.»[20]

Der zahlenmäßige Anstieg von Immunzellen allein sagt über-dies wenig aus. Entscheidend ist, ob diese Zellen funktionstüch-tig sind bzw. das Immunsystem so stimulieren, daß es Tumorzel-len besser erkennen und bekämpfen kann. Ob das mit dieser Dosis Mistellektin tatsächlich geschieht, wurde bisher am Menschen noch nicht nachgewiesen.

Hinzu kommt, daß Mistelpräparate normalerweise nicht in die Vene, sondern unter die Haut gespritzt werden. Substanzen, die direkt ins Blut gespritzt werden, wirken aber schneller und anders als in die Muskulatur oder unter die Haut gespritzte. Auch insofern ist völlig unklar, ob die Ergebnisse aus den ge-nannten Studien auf die Praxis einer normalen Mistelanwen-dung übertragen werden können.

Mehr noch: Die Studien an Tumorpatienten dauerten maxi-mal vier bis sechs Wochen. In dieser Zeit bildet der Organismus aber Antikörper auf Mistellektin aus. Es ist nicht sicher, ob die empfohlene Dosis auch dann noch ausreicht, wenn Antikörper vorhanden sind und das Mistellektin nach dem Spritzen weitge-hend binden (siehe Seite 53).

Standardisierung auf Mistellektin 81

Als Fazit läßt sich sagen, daß es unklar ist, ob Mistellektin I tatsächlich der wichtigste arzneilich wirksame Bestandteil in Mistelpräparaten ist. Die anderen Inhaltsstoffe der Mistel können bei der Wirkung des Mittels durchaus mit eine Rolle spielen. Es ist weiterhin unklar, ob die für Mistel-Phytotherapeutika angegebene Dosis von 0,5 bis 1 Nanogramm Mistellektin I pro Kilogramm Körpergewicht sinnvoll ist.

Standardisierte Präparate sichern die Produktqualität. Das bedeutet aber nicht, daß sie die wirksamsten Mittel sind

Vom pharmazeutischen Gesichtspunkt aus läßt sich mit auf Mistellektin standardisierten Mitteln vielleicht präziser arbeiten. Sie erfüllen darüber hinaus auch den Wunsch vieler Ärztinnen und Ärzte nach einer gleichbleibenden Produktqualität. Und sie befriedigen das Bedürfnis danach, einen bestimmten Wirkstoff zu haben, an dem die Wirkung festzumachen ist. Solange aber nicht ganz klar erwiesen ist, daß Mistellektin I tatsächlich die entscheidende Wirkkomponente im Gesamtextrakt ist, kann keine Rede davon sein, daß ein auf Mistellektin I standardisiertes Mittel besser ist als die anderen, wie es manchmal behauptet wird. Gerhard Nagel, Ärztlicher Leiter der Klinik für Tumorbiologie in Freiburg und ein international anerkannter Mediziner, drückt es so aus: «Über *Lektinol*® gibt es aus pharmazeutischer Sicht zur Zeit sicher die besten Informationen zur Produktqualität. Aber das bedeutet nicht, daß es auch am wirksamsten ist. Solange nicht bewiesen ist, welches die Wirksubstanzen im einzelnen sind, können wir nicht sagen: Das oder jenes ist das beste Mittel.»[21]

Die Wirksamkeit von Mistellektin I

Sollte sich herausstellen, daß Mistellektin I alleine keine ausreichend gute Wirksamkeit hat, bedeutet das noch lange nicht, daß Mistelpräparate insgesamt nichts taugen. Es ist dann lediglich ein Hinweis dafür, daß es lohnt, die anderen Inhaltsstoffe oder auch deren Zusammenwirken im Gesamtextrakt genauer unter die Lupe zu nehmen.

Umgekehrt kann es nützlich sein zu wissen, welche Therapiemöglichkeiten darin liegen, Mistellektin I als einzigen Wirkstoff zu verabreichen. Darüber lassen sich jedoch erst dann nähere Aussagen treffen, wenn die Substanz isoliert vorliegt. Der Anfang dafür ist gemacht. Der Hersteller von

Nicht nur das Lektin, auch die anderen Inhaltsstoffe der Mistel müssen näher untersucht werden

Lektinol®, die Firma Madaus in Köln, hat Mistellektin I bereits gentechnisch synthetisiert. Ein Medikament in dieser Form ist jedoch noch nicht auf dem Markt und wird auch noch lange auf sich warten lassen, weil es den gesamten langwierigen und teuren Zulassungsprozeß eines neuen Arzneimittels durchlaufen muß.

Problematisch ist dabei außerdem, daß dieses gentechnisch hergestellte Lektin, insbesondere die B-Kette, keine Zuckeranteile enthält, weil diese von den manipulierten *Escherichia coli*-Bakterien, die das Lektin produzieren, nicht zusammengesetzt werden können. Ohne diese Zuckerverbindungen ist die biologische Wirksamkeit des Lektins jedoch begrenzt. Ob es also tatsächlich genauso wirkt wie das natürliche Mistellektin, ist noch offen.

Die Biosyn Arzneimittel GmbH in Fellbach bei Stuttgart macht zur Zeit ebenfalls Versuche mit aus Pflanzenzellen (z. B. der Tabakpflanze) gentechnisch hergestelltem Mistellektin I. Dieses Lektin enthält die Zuckerverbindungen, weil Pflanzenzellen im Gegensatz zu Bakterien in der Lage sind, sie herzu-

Ob gentechnisch hergestelltes Mistellektin besser wirkt als natürliches, ist noch unklar

stellen. Die Entwicklung dieses Lektins steckt aber noch in den Kinderschuhen und kämpft darüber hinaus auch noch mit rechtlichen Problemen des Patentschutzes.

Inhaltlich standardisierte Mittel boomen

Präparate mit standardisiertem Wirkstoffgehalt, die nach einem vorgegebenen Schema angewandt werden können, haben in den vergangenen Jahren einen rasanten Aufschwung erlebt. Seit bekannt ist, daß Mistellektine die Wirkung der Mittel zumindest teilweise bestimmen, und seit dies mit etablierten immunologischen Forschungen nachgewiesen wurde, verzeichnen diese Mittel, vor allem *Lektinol®*, auf dem Arzneimittelmarkt hohe Zuwachsraten.

Das hat verschiedene Gründe. Im Vergleich zu den anthroposophischen Mitteln mit ihren vielen verschiedenen Dosierungs- und Anwendungsmöglichkeiten, die nicht auf einen einzelnen Inhaltsstoff standardisiert sind, haben Präparate mit einem arzneilich wirksamen Bestandteil, der zudem noch in jeder Charge in gleichbleibender Menge vorhanden ist, bei naturwissenschaftlich orientierten Ärztinnen und Ärzten einen besseren Stand. Diese Mittel sind einfach anzuwenden, sie bedürfen keiner intensiven Überwachung, und Schaden sollen sie auch kaum anrichten können.

Auf Inhaltsstoffe standardisierte Mittel sind einfach anzuwenden

Hinzu kommt, daß viele Krebskranke gerne eine Misteltherapie machen möchten, weil sie gelesen oder gehört haben, daß Chemotherapie, Bestrahlungen und Schmerzen damit erträglicher werden und die Lebensqualität insgesamt steigt. Viele Ärztinnen und Ärzte konnten diesen Wunsch bisher nicht erfüllen, weil sie sich mit der Misteltherapie nicht auskannten, sie grundsätzlich ablehnten oder das zuwendungsintensive anthroposophische Behandlungskonzept nicht beherrschten.

Mit den standardisierten Mistelpräparaten gibt es nun erstmals einen Ausweg aus diesem Dilemma. Selbst eingefleischte Schulmedizinerinnen und -mediziner haben damit Mittel in der Hand, die den Anspruch auf einen definierten Wirkstoff in gleichbleibender Menge erfüllen. Diverse Studien haben gezeigt, daß Mistellektin das Immunsystem stimuliert, allerdings überwiegend an Zellkulturen, weniger an Krebskranken selbst.

Vielen Ärztinnen und Ärzten genügt das trotzdem. Nur wenige kennen sich in der Materie so gut aus, daß sie die in Prospekten und Fachinformationen vorgebrachten Argumente und Aussagen mitsamt den Studienergebnissen hinterfragen können. Insofern verwundert es nicht, daß inzwischen viele Krebskranke mit auf Mistellektin standardisierten Präparaten behandelt werden.

Das ändert aber nichts daran, daß eine sinnvolle Misteltherapie eine sehr individuelle Angelegenheit bleibt. Ärztinnen und Ärzte,

> *Eine Misteltherapie muß immer individuell auf den Patienten oder die Patientin zugeschnitten werden*

die sich eingehend mit den Reaktionen der Krebskranken auf die Behandlung beschäftigen, können *Eurixor*® und *Lektinol*® ebenso kompetent einsetzen wie eines der anthroposophischen Mittel. Dann aber ist die Therapie fast ebenso zeitintensiv wie anthroposophische Medizin und erfordert ein ebenso hohes Maß an Zuwendung und Verständigungsbereitschaft.

Ihre individuelle Misteltherapie

Es gibt nicht *das* ideale Mistelpräparat für alle Krebskranken und auch nicht ein bestimmtes, für alle gültiges Schema hinsichtlich der Therapie. Die Mistelbehandlung ist immer eine sehr individuelle Angelegenheit. Welches Mittel im Einzelfall richtig ist, hängt von Wissen, Erfahrung und Einstellung Ihrer Ärztin bzw. Ihres Arztes ab. Ebenso wichtig sind Ihre Persönlichkeit, Ihre Lebenssituation und die Art Ihrer Krebserkrankung.

Das richtige Präparat finden

Manche Ärztinnen bzw. Ärzte haben bestimmte Vorlieben oder bevorzugen spezielle Hersteller, weil diese eine große Präparatevielfalt anbieten, so daß sich eine Therapie gut steuern läßt. Andere fühlen sich bei einer bestimmten Firma besser beraten als bei einer anderen. Oder sie berufen sich auf die langjährige Erfahrung eines Herstellers beim Einsatz des Mittels bzw. auf die eigene Anwendungserfahrung. Für wieder andere ist es wichtig, ein standardisiertes Mittel zu haben, das einen gleichbleibenden Mistellektingehalt gewährleistet, oder ein Mittel zu benutzen,

Welches Mittel richtig ist, muß im Einzelfall ausprobiert werden

das nicht aus der anthroposophischen Medizin stammt, weil sie davon nichts halten.

Der Verlauf der Krankheit oder die Reaktion auf ein Mistelpräparat können es erforderlich machen, während der Behandlung vom einen auf das andere Mittel zu wechseln, so daß eine pauschale Festlegung auf ein einziges Präparat wenig sinnvoll ist.

Präparate nach der Krebsart auswählen

Bei den anthroposophischen Mitteln kommt es auf die Auswahl des Wirtsbaumes an. Dafür gibt es bestimmte Regeln, die auf Hinweise Rudolf Steiners zurückgehen. Er empfahl die Apfelbaum- bzw. Laubbaummistel bei Unterleibskrebs, Nadelbaummisteln bei Tumoren in der Brust, Eichenmistel bei Krebserkrankungen im Oberkörper.

Thomas Göbel vom Carl-Gustav-Carus-Institut in Niefern-Öschelbronn hat Steiners Anregungen weiterentwickelt und rät zu folgenden Zuordnungen: Birkenmistel bei Haut-, Nieren- oder Hirntumoren; Mandelmistel bei Kehlkopfkrebs; Ahornmistel bei Lungentumoren; Pappelmistel bei Prostatakrebs; Eschenmistel bei Krebserkrankungen im Blut- und Lymphsystem; Lindenmistel bei Lippen- und Speiseröhrenkrebs; Apfelmistel bei Brust-, Gebärmutter- und Eierstockkrebs; Eichenmistel bei Krebserkrankungen an den Verdauungsorganen.

Verschiedene Wirtsbäume können verschiedenen Krebsarten zugeordnet werden

Studien, die die Richtigkeit dieser Empfehlungen stützen würden, liegen allerdings nicht vor. Diese Zuordnungen sind also nicht verbindlich und werden heute in der Praxis oft durchbrochen. Die meisten Ärztinnen und Ärzte entscheiden nach ihrer Erfahrung, teilweise auch nach ihrer Intuition bzw. danach, wie stark ein Mistelpräparat ist und welche Inhaltsstoffe es enthält (Kiefernmistel enthält z. B. kein Mistellektin I).

Erfahrungsgemäß zeigen bestimmte Mistelpräparate in ihrer Zusammensetzung spezifische Wirkungen bei bestimmten Krebsarten. So wird *Iscador® P*, also die Kiefernmistel, z. B. bei Tumoren im Nasen-Rachen-Raum, an der Schilddrüse, am Kehlkopf, in den Bronchien oder der Haut empfohlen. Der Einsatz von *Helixor® A* (Tannenmistel) wird bei Tumorkranken mit Allergieneigung und/oder schlechtem Allgemeinzustand sowie bei Hirn-, Kopf- und Halstumoren, Plasmozytom und Leukämien angeraten. *Helixor® P* (Kiefernmistel) soll dagegen beson-

ders bei Hauttumoren bzw. bei Knochen- (Sarkom) oder Lymphdrüsenkrebs (Lymphom) wirksam sein. In dieser Art gibt es
noch zahllose weitere Therapieangaben, die sich aus der Erfahrung ergeben haben.

Entscheidend sind Erfahrung und Fachwissen von Ärztin bzw. Arzt oder Heilpraktikerin bzw. Heilpraktiker

Achten Sie darauf, daß Sie nicht
bei irgendeiner beliebigen Ärztin
bzw. Arzt oder einer Heilpraktikerin
bzw. einem Heilpraktiker eine Mistelbehandlung machen. Sie oder er
sollte über ausreichend Erfahrung verfügen, was Sie abklären
können, bevor Sie eine Behandlung beginnen. Die Auswahl des
Mistelpräparats sollte dann anhand dieser Erfahrung unter Ein-
beziehung Ihrer ganz persönlichen Situation erfolgen. Ärzte und
Heilpraktiker können dabei auch jederzeit auf den Beratungs-
service zurückgreifen, den die meisten Hersteller anbieten. Auf
Nachfrage sollten sie Ihnen die jeweilige Entscheidung erklären
und begründen können.

Anwendung der Präparate

Mistelpräparate können nicht als Tabletten eingenommen werden, weil die eiweißhaltigen Inhaltsstoffe sofort vom Magensaft
verdaut und damit unwirksam werden. Normalerweise werden
Mistelpräparate unter die Haut gespritzt. Man beginnt mit einer
niedrigen Dosis, die langsam bis zur therapeutisch wirksamen

Mistelpräparate werden fast immer unter die Haut gespritzt

Menge gesteigert wird, wobei die Reaktionen des Körpers genau beobachtet werden müssen.

Grundsätzlich sollten die ersten
Spritzen immer in der Arzt- oder Heilpraxis verabreicht und in
ihrer Wirkung kontrolliert werden. Wenn die schrittweise Do-
sissteigerung abgeschlossen ist, können Sie sich normale Injektionen unter die Haut künftig auch selbst verabreichen.

88   *Ihre individuelle Misteltherapie*

Die richtige Dosis

Die anthroposophischen Mistelpräparate werden in ansteigenden Konzentrationsreihen gespritzt, wofür es spezielle Serienpackungen gibt. Beabsichtigt ist dabei, den Körper langsam an
die Mistel zu gewöhnen, die anfangs ja sehr «entzündungsanre-
gend» wirkt. Später, wenn sich Antikörper gegen Mistellektine
gebildet haben, sind höhere Dosierungen sinnvoll, um noch eine
Antwort des Immunsystems zu erhalten. Die Variationsbreite
der Präparate reicht dabei von homöopathischen Verdünnungen
(z.B. D30 bei *ABNOBAviscum*®) bis hin zu Konzentrationen von
100 Milligramm (Extrakt aus 100 mg Mistelfrischpflanze) bei
Helixor®.

Die richtige Dosis ist erreicht, wenn sich beim Spritzen die
Haut um die Einstichstelle herum leicht rötet, wobei die Rötung
nicht größer als ein Fünfmarkstück sein sollte. Die Rötung tritt
auf, weil die Inhaltsstoffe der Mistel bewirken, daß der Körper
verstärkt Immunbotenstoffe (Zytokine) ausschüttet, die eine
leichte, nicht bakteriell bedingte Entzündungsreaktion hervorrufen (siehe «Die Wirkung auf das Immunsystem», Seite 55). Eine
stärkere Reaktion zeigt an, daß die Dosis zu hoch ist. Dann sollten
Sie wieder zu einer niedrigeren Konzentration zurückkehren, bis
die Hautreaktion stark nachläßt oder gar nicht mehr auftritt. Erst
dann ist der Schritt zur nächsthöheren Dosis sinnvoll.

Manche Ärztinnen und Ärzte werten auch den Anstieg der
Körpertemperatur, die Erhöhung der Abwehrzellen im Blut oder
die Besserung des Allgemeinbefindens als erwünschte Reaktion
auf die Mistelinjektion. Tritt bei einem Präparat überhaupt
keine Wirkung auf, auch nicht bei höheren Konzentrationen,
können Ärztin oder Arzt auf ein Mistelpräparat von einem anderen Wirtsbaum umstellen.

Bei den Mistel-Phytotherapeutika (*Cefalektin*®, *Eurixor*®,
Lektinol®) ist die Konzentration in allen Ampullen gleich. Um die
Verträglichkeit zu testen, werden sie anfangs stark verdünnt ge-
spritzt. Bleibt die Rötung an der Einstichstelle auch bei voller

Dosis kleiner als ein Fünfmarkstück, wird mit dieser Konzentration weiter verfahren.

Die Hautrötung selbst wird eher als unerwünschte Wirkung angesehen. Oft heißt es, ohne Hautrötung sei das Mittel besonders gut verträglich. Da sich an der Rötung jedoch die Reaktion des Immunsystems zeigt, fragt sich, ob das Mittel überhaupt wirkt, wenn an der Einstichstelle jegliche Reaktion ausbleibt.

Das Einstellen auf die endgültige Dosis muß auf jeden Fall unter ärztlicher Aufsicht geschehen

Von *Eurixor®* wird zu Beginn der Therapie eine geringe Menge Wirkstoff (0,1 ml) nicht unter, sondern in die Haut (also unmittelbar in die oberste Hautschicht hinein) gespritzt, um zu prüfen, ob eine allergische Reaktion auftritt. Wenn nicht, wird die Dosis schrittweise erhöht, bis die normale Konzentration erreicht ist (1 mg wäßriger Auszug aus Mistelkraut pro Ampulle mit 1 ml), wobei keine heftigen Hautreaktionen an der Einstichstelle auftreten sollen.

Bei *Lektinol®* erfolgt der anfängliche Allergietest mit 0,1 Milliliter hundertfach verdünntem Wirkstoff (0,1 ml *Lektinol®* auf 10 ml physiologische Kochsalzlösung). Später wird die Dosis dem Körpergewicht angepaßt, wobei als Standard 2,5 Mikrogramm *Lektinol®* pro Kilogramm Körpergewicht empfohlen werden. Die entsprechende Menge wird dann aus der Ampulle in die Spritze aufgezogen. Da selbst bei Schwergewichten von über 100 Kilogramm Körpergewicht die Menge von 0,25 Milliliter *Lektinol®* gemäß Herstellerangaben ausreicht, erscheint es unverständlich, daß die Ampullen mit 0,5 Milliliter abgefüllt werden. Mindestens die Hälfte des ziemlich teuren Medikaments muß somit immer verworfen werden, da sich der Inhalt nach dem Öffnen nicht aufbewahren und wieder verwenden läßt. Der Grund liegt laut Herstellerangaben darin, daß bei der Hitzesterilisation der Ampullen ein Gutteil des Wirkstoffes verlorengeht. Würde weniger *Lektinol®* abgefüllt, wäre die angegebene definierte Wirkstoffmenge nicht zu erreichen.

Von *Cefalektin®* sollen Sie zu Beginn der Therapie dreimal

wöchentlich eine Ampulle mit 1 Milliliter Wirkstoff spritzen. In der zweiten Woche wird auf viermal wöchentlich eine Ampulle und ab der dritten Woche auf täglich eine Ampulle gesteigert. Es können auch alle zwei Tage 2 Ampullen gespritzt werden.

Diese Normierung bei den Mistel-Phytotherapeutika erlaubt nur eine relativ geringe Flexibilität bei der Anpassung an die individuellen Gegebenheiten. Eine Dosisanpassung nach unten gelingt zwar leicht durch entsprechende Verdünnung des Ampulleninhalts. Eine Unterdosierung jedoch, die sich dadurch bemerkbar macht, daß an der Einstichstelle keinerlei Rötung auftritt, läßt sich kaum ausgleichen, weil dann zu große Mengen Flüssigkeit gespritzt werden müßten, die sich schlecht in der Haut verteilen und große, teilweise schmerzhafte Knubbel bilden.

Über die Dauer der Anwendung heißt es in einer *Lektinol*®-Broschüre: «Für die Routineanwendung hat sich der Wechsel von drei Monaten Behandlung mit einem Monat Pause bewährt. Mit fortschreitender Dauer können die Pausen verlängert werden.»[22]

Mistel-Phytotherapeutika lassen sich nicht so gut der individuellen Situation anpassen

Bislang gibt es jedoch keine Studie, die dieses Therapieschema hinsichtlich der Dosis bzw. der Anwendungsdauer und der Auswirkungen auf Immunsystem, Lebensqualität oder Tumorwachstum absichern oder bestätigen könnte. Noch gibt es keinerlei Daten über klinische Studien mit *Lektinol*® bei Krebskranken (Stand Juni 1999).

Behandlungsbeginn

Sie können jederzeit mit der Behandlung beginnen, auch während einer Chemo- oder Bestrahlungstherapie. Dabei ist es sinnvoll, das Mistelmittel nicht am Tag der Zytostatika-Infusion oder Bestrahlung zu spritzen, sondern an den Tagen davor und danach. Wenn Sie die Behandlung mitten in einer Zytostatika-Serie beginnen wollen, sollten Sie abwarten, bis Sie sich von der Infusion wieder einigermaßen erholt haben und kein Fieber mehr besteht (falls welches aufgetreten ist).

Zu beachten ist auch, daß Sie nicht in einen bereits bestehenden fieberhaften Infekt «hineinspritzen». Warten Sie ab, bis der Infekt abgeklungen und das Fieber auf normale Körpertemperatur (37 Grad Celsius oder darunter) gesunken ist, und beginnen Sie erst dann mit der Misteltherapie.

Wenn geplant ist, den Tumor operativ zu entfernen, ist es ratsam, schon einige Wochen vorher mit der Mistelbehandlung zu beginnen.

Anwendungsmethoden

Mistelpräparate können auf verschiedene Weise angewendet werden. Normalerweise werden sie unter die Haut gespritzt. Wenn Sie die Spritztechnik gelernt haben, können Sie sich die Spritzen leicht selbst geben. Die anderen Anwendungsmethoden (Injektion in die Vene, in den Tumor, Punktion) dürfen nur unter ärztlicher Aufsicht bzw. von Ärztin oder Arzt selbst vorgenommen werden.

Injektion unter die Haut

Mistelpräparate werden zwei- bis dreimal wöchentlich unter die Haut gespritzt, am besten am Bauch oder am Oberschenkel. Wenn die Mistelampullen aus dem Kühlschrank kommen, wärmen Sie sie kurz in der Hand etwas an. Dann brechen Sie die Glasampulle an der vorgesehenen Stelle auf und ziehen den Inhalt in die Spritze auf. Um die dabei aufgesogene Luft zu entfernen, halten Sie die Spritze senkrecht mit der Spitze nach oben und drücken den Stempel langsam zur Nadel hin, bis ein Tropfen Flüssigkeit austritt. Dann können Sie davon ausgehen, daß keine Luft mehr in der Kanüle ist.

Nun desinfizieren Sie die Einstichstelle mit einem Tupfer und etwas reinem Alkohol. Wenn Sie Rechtshänder/in sind, drücken Sie mit der linken Hand die Hautstelle, in die Sie spritzen wollen, zu einer dicken Falte zusammen (Linkshänder/innen tun das gleiche mit der rechten Hand). Setzen Sie dann mit der rechten (linken) Hand die Nadel in einem Winkel von ca. 45 Grad zur

Nicht immer in dieselbe Hautstelle spritzen

Hautoberfläche an und schieben sie in die Haut hinein. Da die Nadel sehr fein und kurz ist, werden Sie davon kaum etwas spüren. Ziehen Sie den Stempel der Spritze 1 bis 2 Millimeter zurück. Gelangt dabei eine kleine Menge Blut in die Spritze, haben Sie ein Blutgefäß getroffen. In diesem Fall ziehen Sie die Nadel wieder ganz aus der Haut heraus, weil Sie das Mistelpräparat nicht direkt ins Blut spritzen sollten. Wählen Sie dann eine andere Einstichstelle, und stechen Sie die Nadel erneut ein. Sitzt die Spritze richtig, drücken Sie den Stempel langsam nach unten. Ist die Spritze leer, ziehen Sie die Nadel komplett aus der Haut heraus und werfen beides weg. Damit sich niemand an der Nadel verletzt, können Sie die Kanülen in einem alten Marmeladenglas mit Schraubdeckel sammeln, das Sie später mit dem Hausmüll entsorgen.

Spritzen Sie nicht immer in dieselbe Hautstelle, weil dies die Haut zu stark reizen kann. Am Bauch können Sie die Einstichstelle kreisförmig um den Bauchnabel herum, am Oberschenkel von oben in Richtung Knie und wieder zurück wandern lassen.

Vielen Menschen fällt es anfangs schwer, sich selbst eine Spritze zu geben. Das können Sie üben, indem Sie eine Spritze mit Leitungswasser füllen und die Nadel in eine Orange oder

Spritzen Sie Mistelpräparate niemals in bestrahlte oder entzündete Hautareale

einen Apfel einstechen. Wenn Sie sich nicht selbst spritzen, kann es auch Ihre Partnerin bzw. Ihr Partner tun. Da die ersten

Spritzen sowieso bei Ihrem Arzt oder Ihrer Ärztin gegeben werden, können Sie auch unter deren Anleitung üben, bis Sie sicher sind, daß Sie die Injektionstechnik beherrschen.

Achtung! Mistelpräparate dürfen keinesfalls in bestrahlte oder entzündete Hautareale gespritzt werden, sonst kann es zu schwersten Entzündungen oder Gewebezerstörungen (Nekrosen) kommen.

Injektion in die Vene

Unter ärztlicher Kontrolle können Mistelpräparate auch in eine Vene und damit direkt in die Blutbahn gespritzt oder in physiologischer Kochsalzlösung als Infusion verabreicht werden. Dabei

Injektionen in die Vene, in den Tumor und in Körperhöhlen müssen immer unter ärztlicher Aufsicht erfolgen

kann es jedoch zu schweren allergischen Reaktionen kommen. Solche Mistelanwendungen dürfen deshalb nicht zu Hause oder bei Heilpraktikern, sondern nur bei Ärzten bzw. im Krankenhaus erfolgen, wo im Falle eines allergischen (anaphylaktischen) Schocks rasch eingegriffen werden kann.

Injektion in den Tumor

Läßt sich eine Geschwulst nicht operativ entfernen, können Mistelpräparate direkt in den Tumor gespritzt werden (z. B. bei Lebermetastasen). Vorher sollte eine Einleitungsphase mit Mistelspritzen unter die Haut erfolgen.

Injektion in Körperhöhlen

Mistelpräparate können auch in Körperhöhlen gegeben werden, wenn sich dort Flüssigkeit angesammelt hat, z. B. bei Ergüssen in der Pleura (Hohlraum zwischen Lungen- und Rippenfell) infolge einer Pleurakarzinose, die oft Folge einer Brustkrebserkrankung ist, oder im Bauchraum (z. B. bei Eierstock- oder Darmkrebs). Dabei wird im Rahmen einer Punktion, bei der die Flüssigkeit (Exsudat) abgezogen wird, ein Teil dieses Ergusses mit hohen Dosen Mistelextrakt versetzt und danach in den Pleuraspalt zurückgeleitet. Oft reduziert sich damit die Anzahl der Krebszellen im Erguß drastisch. Bei einem Pleuraerguß erzielt die Mistelbehandlung oft noch eine zusätzliche Wirkung: Die Pleura verklebt (Pleurodese), so daß kein Erguß mehr auftritt. Diese Behandlung kann bei Bedarf mehrfach wiederholt werden, bis der Pleuraspalt verklebt. Im Gegensatz zu der sonst üblichen Pleurodese mit Antibiotika oder Zytostatika treten bei der Mistelbehandlung keine unerwünschten Wirkungen, vor allem kaum Schmerzen auf.

Mistelpräparate können auch in die Blase geleitet werden, um bei Blasenkrebs das Tumorwachstum direkt vor Ort zu beeinflussen.

> *Vor einer Injektion in Körperhöhlen ist immer eine Einleitungstherapie mit Mistelspritzen unter die Haut nötig*

Vor solchen Eingriffen ist allerdings immer eine Therapie mit Mistelspritzen unter die Haut erforderlich.

Zur Zeit wird in mehreren Studien mit unterschiedlichen Mistelpräparaten erforscht, ob diese Art der Mistelbehandlung erfolgreich bzw. anderen Therapiemethoden möglicherweise sogar überlegen ist.

Tropfen

Bei Hirn- oder Rückenmarkstumoren sollen *Iscador*®, *Eurixor*® und *Lektinol*® nicht angewandt werden, weil die Gefahr besteht, daß der Hirndruck steigt. Dann können Misteltropfen gegeben werden (*Iscador*® *P, M* und *Qu 3 %*). Die Wirkstoffe gelangen über die Mundschleimhaut ins Blut. Tropfen wirken allerdings schwächer als Spritzen, und ihre Wirkung ist bisher kaum untersucht worden. Normalerweise wird mit dreimal täglich 15 Tropfen (vor dem Essen) begonnen. Die Dosis kann dann täglich um einen Tropfen bis auf 21 Tropfen erhöht werden. Dann folgen zwei bis drei Tagen Pause, danach beginnt der nächste Behandlungszyklus, wieder mit dreimal 15 Tropfen pro Tag.

Die anderen Mistelpräparate können auch bei Hirntumoren als Spritze verabreicht werden.

Hinweise zur Anwendung

Wann sind Mistelpräparate verboten?

Unter folgenden Bedingungen dürfen Sie keine Mistelpräparate anwenden:
- Sie reagieren allergisch auf deren Inhaltsstoffe. Aber Vorsicht: Die Rötung an der Einstichstelle ist keine allergische Reaktion. Eine fünfmarkstückgroße Hautrötung ist erwünscht und zeigt an, daß das Immunsystem auf die

Eine Hautrötung an der Einstichstelle ist noch keine Allergie

Mistel reagiert (siehe «Die richtige Dosis», Seite 89).
- Sie haben zur Zeit eine hoch fieberhafte (über 38 Grad Celsius) oder entzündliche Erkrankung. Solange diese besteht, sollten Sie keine Mistelpräparate anwenden. Danach können Sie damit behandelt werden.
- Sie haben Tuberkulose.

96   *Ihre individuelle Misteltherapie*

- Sie haben eine Überfunktion der Schilddrüse (Hyperthyreose).
- Sie haben Gehirn- oder Rückenmarkstumore. Dann besteht bei manchen Mistelpräparaten die Gefahr, daß sich der Hirndruck erhöht.
- Sie sind schwanger. Diese Einschränkung wird nur deshalb gemacht, weil mit der Anwendung von Mistelpräparaten bei Schwangeren zuwenig Erfahrungen vorliegen. Ärztinnen oder Ärzte, die mit der Misteltherapie vertraut sind, können Risiken und Vorteile der Anwendung im Gespräch mit Ihnen abwägen.
- *Lektinol*® und *Eurixor*® sollen nach Herstellerangaben bei malignem Melanom («schwarzer Hautkrebs»), Blut- und Lymphdrüsenkrebs sowie bei Nierenzellkrebs nur unter strenger ärztlicher Kontrolle gegeben werden, weil für die Anwendung bei diesen Tumorarten nur geringe Erfahrungen vorliegen. Das gilt auch für die Anwendung bei Schwangeren und Kindern unter zwölf Jahren.

Unerwünschte Wirkungen

Manche Wirkungen, die sonst eher als unerwünscht gelten, sind bei der Mistel erwünscht. Dazu zählen leichtes Fieber um 38 Grad und eine bis zu fünfmarkstückgroße Rötung an der Einstichstelle. Diese Reaktionen zeigen an, daß das Immunsystem auf den Wirkstoff reagiert.

Größere Hautreaktionen, ein Hautausschlag, starker Juckreiz oder allgemeines Krankheitsgefühl, lähmende Müdigkeit, Abgeschlagenheit, Kopfschmerzen, kurzfristige Schwindelanfälle zeigen an, daß die gespritzte Dosis zu hoch ist. Dann sollten Sie in Absprache mit Ärztin oder Arzt vorübergehend eine niedrigere Konzentration wählen.

Es kommt äußerst selten vor, daß jemand die Mistelpräparate gar nicht verträgt und extrem empfindlich darauf reagiert. Bei starken Reaktionen zu Beginn einer Behandlung besteht die Möglichkeit, den Körper sehr langsam an die Mistel zu gewöhnen. Dafür wird dann eine sehr hohe Verdünnung gewählt (z. B. 0,0001 mg bei *Iscador®*, *ABNOBAviscum®* D 30 oder 0,01 mg *Helixor® A* bzw. eine mit steriler Kochsalzlösung reduzierte Konzentration eines anderen Mistelpräparats). Sobald die Haut sich nach dem Einspritzen nicht mehr rötet, kann die nächsthöhere Konzentration gespritzt werden, bis die erwünschte therapeutische Dosis erreicht ist.

Echte Unverträglichkeitsreaktionen treten nur sehr selten auf

Werden Mistelpräparate in die Vene gespritzt, ist die Gefahr für eine allergische Reaktion, die bis hin zum Kreislaufzusammenbruch geht (anaphylaktischer Schock) größer als bei den Spritzen unter die Haut. Solche intravenösen Anwendungen dürfen deshalb nur bei Ärztinnen und Ärzten erfolgen.

Manchmal bilden sich an der Einstichstelle kleine Knubbel oder Knoten, weil sich die eingespritzte Flüssigkeit nicht so schnell im Gewebe verteilt. Das können Sie vermeiden, wenn Sie die Einstichstelle nach dem Herausziehen der Nadel mit einem Tupfer etwas massieren.

Knubbel an der Einstichstelle können Sie vermeiden, indem Sie die Stelle kurz massieren

Venenentzündungen oder Thrombosen können sich während einer Misteltherapie verschlimmern. Sie müssen die Mistelbehandlung dann unterbrechen, bis die Beschwerden vorbei sind.

Schwangere und Stillende sollten eine Mistelbehandlung nur unter strenger ärztlicher Kontrolle vornehmen. Es gibt allerdings keine Hinweise für schädigende Wirkungen auf das Ungeborene oder den Säugling.

Die Hersteller von *Cefalektin®*, *Eurixor®* und *Lektinol®* geben als weitere unerwünschte Wirkungen an: Schüttelfrost, hohes Fieber und Herzbeschwerden. Auch solche Erscheinungen sind meist als Folge einer zu hohen Dosis zu werten.

Ärztliche Kontrolle

In den ersten Monaten einer Misteltherapie sollten Ärztin oder Arzt den Verlauf der Behandlung sorgfältig kontrollieren, indem sie die Einstichstelle begutachten und mit Ihnen gemeinsam besprechen, welche Wirkungen Sie spüren bzw. welche Veränderungen in Ihrem körperlichen und seelischen Befinden Sie wahrnehmen. Daß der Krankheitsverlauf sorgfältig dokumentiert wird, versteht sich von selbst.

Immunologische Tests sind nur sinnvoll, wenn Ärztin oder Arzt mit den dabei gewonnenen Werten etwas anfangen können und wenn der Test auch Konsequenzen hat. Da solche immunologischen Verfahren sehr teure Laboruntersuchungen sind, werden sie bei niedergelassenen Ärztinnen und Ärzten kaum vorgenommen, sondern eher in Kliniken, und dort oft zu Forschungszwecken.

Misteltherapie bei Kindern

Grundsätzlich können Mistelpräparate auch bei Kindern angewandt werden. Die Hersteller der Phytotherapeutika geben zwar an, daß sie damit keine ausreichenden Erfahrungen haben, bei den anthroposophischen bzw. homöopathischen Mitteln wurden bislang aber keine nachteiligen Wirkungen beobachtet.

Auch bei Kindern kann die Misteltherapie ein sehr sinnvolles zusätzliches Heilmittel sein

Die häufigsten Krebsarten bei Kindern sind Leukämien, Nierenkrebs (Wilms-Tumor), Lymphdrüsen- und Knochenkrebs. Bei all diesen Tumoren kann eine Misteltherapie helfen, es gibt allerdings nur wenige Kliniken, in denen sie von vornherein zusätzlich zur Chemotherapie oder anderen Behandlungsmethoden angeboten wird. Dies geschieht vor allem in den anthroposophischen Kliniken (z. B. Gemeinschaftskrankenhaus Herdecke, Filderklinik Stuttgart, Klinik Öschelbronn).

Erfahrungsgemäß ist es bei im Kindesalter auftretenden Leukämien sinnvoll, sehr geringe Mistelkonzentrationen einzusetzen (z. B. *ABNOBAviscum*® D30, D20 oder D10). Bei Tumoren der Niere, Knochen oder Lymphdrüsen sind eher höher dosierte Mistelpräparate angebracht, z. B. *Iscador*® P oder *Helixor*® P.

Gespritzt wird zweimal wöchentlich, bis die Chemotherapie zu Ende ist. Geht es dem Kind in der Pause schlechter, kann problemlos erneut begonnen werden. Pauschale Empfehlungen lassen sich dabei nicht geben. Das Gefühl der Eltern für ihr Kind und sein Wohlergehen ist oft aufschlußreicher und zuverlässiger als Laborwerte.

Mistelpräparate sollten nicht vorbeugend eingesetzt werden

Es gibt immer wieder Phasen, in denen krebskranke Kinder anfälliger für einen Rückfall sind: um das dritte Lebensjahr, zur Schulreife, mit zehn Jahren und in der Pubertät. Wenn in diesen Lebensphasen mit Mistelpräparaten behandelt wurde, ist es sinnvoll, sie noch eine Zeitlang darüber hinaus weiter zu geben und dann erst abzusetzen. Möglicherweise trägt die Mistel dazu bei, die Gefahr für einen Rückfall zu vermindern. Vorbeugend sollte sie aber nicht eingesetzt werden, nur im Rahmen einer sowieso laufenden Therapie.

Lagerung der Medikamente

ABNOBAviscum®, *Helixor*®, *Iscador*®, *Iscucin*® und *Vysorel*®/ *Isorel*® können Sie bei Zimmertemperatur lagern, möglichst im Dunkeln (in der Schachtel belassen). Da die Eiweißstoffe jedoch wärmeempfindlich sind, ist es ratsam, Mistelampullen im Kühlschrank zu lagern, allerdings nicht zu kalt (ca. 8 bis 10 Grad Celsius, Butter- oder Gemüsefach!). Vor dem Spritzen können Sie die Ampullen kurz in der Hand etwas anwärmen.

Extreme Wärme (Heizungsnähe, Sonnenbestrahlung) müssen Sie ebenso vermeiden wie Temperaturen unter 4 Grad Celsius.

Cefalektin®, *Eurixor*® , *Iscador*® spezial und *Lektinol*® müssen

100   *Ihre individuelle Misteltherapie*

Sie im Kühlschrank aufbewahren. Auf Reisen sowie beim Transport von der Apotheke nach Hause oder zu Ärztin bzw. Arzt sollten Sie Kühlkissen verwenden.

Studien über die Wirkung der Misteltherapie

Es gibt inzwischen 48 klinische Studien, in denen die Wirkungen einer Misteltherapie bei über 10 000 Krebspatienten untersucht wurde. Das nicht unwidersprochene Resümee der Analyse dieser Studien lautet:

- Die Mistelbehandlung verbessert die Lebensqualität und den körperlichen Zustand.
- Die Überlebenszeit verlängert sich.
- Folgetumore (Rezidive) und Tochtergeschwulste (Metastasen) treten seltener auf.
- Nicht operable Tumoren oder schubweise wachsende Tumoren haben längere Stillstandszeiten bzw. wachsen langsamer.
- Ergüsse im Spalt zwischen Lungen- und Rippenfell (Pleura) kann eine Misteltherapie austrocknen. Nebenwirkungen treten dabei nicht auf. Die Erfolgsrate ist der bei den bisher üblichen konventionellen Verfahren gleichwertig.
- Die meisten mit Mistel behandelten Patienten berichten, sich leistungsfähiger zu fühlen, wieder mehr Appetit zu haben, besser schlafen zu können, weniger infektanfällig und auf angenehme Weise durchwärmt zu sein.

Diese Ergebnisse wurden nicht nur bei einer Tumorart festgestellt, sondern bei sehr vielen verschiedenen. Die Studien erfolgten bei Krebserkrankungen von Harnblase, Prostata, Eierstock, Gebärmutterhals, Brust, Magen, Bauchspeicheldrüse, Darm, Leber, Lunge, Haut, Blut (chronische myeloische Leukämie, Plasmozytom), Niere sowie bei malignen Pleura-Ergüssen. Geprüft wurden überwiegend anthroposophische Mittel.

Für die Anwendung von *Eurixor*® bei Brust- und Darmkrebs

sowie bei Hirntumoren liegen insgesamt sieben Studien aus den vergangenen zehn Jahren vor, die eine Verbesserung der Lebensqualität sowie eine erhöhte Freisetzung von Immunzellen durch *Eurixor®* angeben.

Bei den insgesamt 48 auswertbaren Studien aus den letzten 50 Jahren ergab sich bei 46 ein klarer Therapievorteil für die Mistel, bei 20 Studien war der Unterschied sogar statistisch signifikant. Vielen Kritikern der Mistelanwendung genügt das nicht, um eine Mistelbehandlung als zusätzliches Heilmittel bei Krebs als sinnvoll zu befürworten.

Dazu meint Peter Matthiessen vom Lehrstuhl für Medizintheorie und Unkonventionelle Medizinische Richtungen an der Universität Witten / Herdecke: «Da Mistelextrakte entsprechend ihrem therapeutischen Ziel nicht tumorspezifisch, sondern (...) allgemein bei einer ‹Krebskrankheit› eingesetzt werden, sollte das Gesamtergbnis der vorliegenden Studien in der Lage sein, auch denjenigen zu beeindrucken, der sich nicht mit den der Misteltherapie des Krebses zugrundeliegenden theoretischen Gesichtspunkten auseinandergesetzt hat.»[23] Gunver S. Kienle vom Institut für angewandte Erkenntnistheorie und medizinische Methodologie in Freiburg meint: «Auch wenn man den Standpunkt vertreten möchte, daß noch ‹beweis› kräftigere Studien zum Beleg der positiven Wirksamkeit wünschenswert wären, kann man mit dem vorhandenen Studienmaterial jedenfalls mit einer an Sicherheit grenzenden Wahrscheinlichkeit ausschließen, daß eine Mistelbehandlung das Tumorwachstum oder die Metastasierung (*Absiedlung von Tochtertumoren, Anm. d. Verf.*) fördert.»[24]

Und an anderer Stelle heißt es: «In den letzten Jahrzehnten ist mit den konventionellen Ansätzen der Krebsbekämpfung bei der großen Mehrzahl der Krebsfälle (fortgeschrittene epitheliale Tumoren z. B. von Lunge, Brust, Prostata und Dickdarm), an denen über 80 Prozent der Krebstoten in den westlichen Industrienationen versterben, kein entscheidender Fortschritt erzielt worden. Insofern besteht nach wie vor ein dringender Bedarf, nach ergänzenden therapeutischen Strategien Ausschau zu halten. (...) Es kann kaum überraschen, daß es im Bereich der unkonventionellen Krebstherapien weder zu spektakulären Erfolgen noch zu einem therapeutischen Durchbruch gekommen ist. Jedoch hat sich gezeigt, daß hier durchaus verfolgenswerte Ansätze vorhanden sind, die weiter erforscht werden sollten.»[25] Die Mistelbehandlung gehört mit Sicherheit dazu.

Verschiedene Krebserkrankungen

Es gibt keine Krebsart, bei der Mistelpräparate nicht eingesetzt werden dürften. Es heißt zwar immer wieder, bei Blut- und Lymphdrüsenkrebs (Leukämie, Morbus Hodgkin, Non-Hodgkin-Lymphom, Plasmozytom) dürfe keine Mistelbehandlung gemacht werden. Wenn die Mistel das Wachstum bei normalen Immunzellen anregt, könnte sie auch die bösartigen Zellen stimulieren, wird befürchtet. Bisher ließ sich das weder im Experiment noch am Menschen bestätigen. Im Gegenteil – mehrere Experimente mit Zellinien solcher Krebserkrankungen zeigen, daß das Tumorwachstum mit niedrig dosiertem Mistelextrakt nicht beeinflußt, mit hohen Dosierungen sogar gehemmt wird. Auch wenn Mistellektine durch Antikörper neutralisiert werden, also nicht mehr giftig und damit wachstumshemmend wirken können, wuchsen die Krebszellen nicht schneller. Diese Studien wurden überwiegend mit Helixor® A und P gemacht. Zumindest dafür läßt sich also sagen, daß eine Anwendung bei Blut- und Lymphdrüsenkrebs möglich ist.

Prinzipiell kann bei jeder Krebserkrankung eine Misteltherapie gemacht werden

Die Studien legen dabei folgendes Vorgehen nahe:

- Nur Mistelpräparate von Nadelbäumen verwenden.
- Täglich spritzen, bei Rückgang der Krebszellen jeden zweiten Tag. Je häufiger injiziert wird, desto geringer ist die entzündlich-immunologische Wirkkomponente.

- Keine Pausen machen.
- Die Dosis besonders vorsichtig steigern, aber hohe Dosierungen anstreben.

Mistelpräparate sollten jedoch nicht angewandt werden, wenn die Krebserkrankung mit Interferon behandelt wird. Dann könnte es zu einer unerwünschten Überstimulierung kommen.[26]

Kostenerstattung

Gesetzliche Krankenkassen

Die gesetzlichen Krankenkassen übernehmen in aller Regel die Kosten einer Misteltherapie. Das Mistelpräparat muß aber von einer Kassenärztin bzw. einem Kassenarzt auf einem Kassenrezept verschrieben werden. Privatrezepte erstatten die gesetzlichen Kassen nicht.

Mistelpräparate zählen zur Gruppe der «Zytostatika und Metastasenhemmer», die auch nach der Neufassung der Arzneimittelrichtlinien vom 8.1.1999 verordnet werden können. Sie sind keine «Umstimmungsmittel und Immunstimulantien», die gemäß diesen Richtlinien nicht mehr erstattungsfähig sind.

Immer mal wieder sagen die Sachbearbeiter einer Kasse, die Misteltherapie sei eine «Außenseitermethode» und darum nicht erstattungsfähig. Dieses Argument ist nicht haltbar. Allenfalls zählt die Mistelbehandlung zu den «besonderen Therapierichtungen», zu denen die anthroposophischen, homöopathischen und pflanzlichen Heilmittel

Sowohl die gesetzlichen wie die privaten Krankenkassen erstatten in der Regel die Kosten einer Misteltherapie

gehören. Urteile, die sich auf «Außenseitermethoden» beziehen, sind auf eine Misteltherapie deshalb nicht anwendbar. Falls es Schwierigkeiten mit der Krankenkasse gibt, können Sie beim Sozialgericht auf Kostenerstattung klagen. Sie können sich dabei auf das Sozialgesetzbuch Fünftes Buch (SGB V) berufen.

Im übrigen gibt es inzwischen eine Krankenkasse, die sich darauf spezialisiert hat, gerade die Behandlungsmethoden der «besonderen Therapierichtungen» zu bezahlen (Securvita, Hamburg), und zwar in einem Ausmaß, das sonst bei den gesetzlichen Kassen nicht üblich ist. Übernommen werden beispielsweise auch die Kosten für Akupunktur, Heileurythmie, künstlerische Therapien oder rhythmische Massagen. Es handelt sich dabei um eine ganz normale gesetzliche Kasse, die ansonsten alle anderen Leistungen ebenso gewährt wie die übrigen Kassen.

Private Krankenkassen

Die privaten Krankenkassen erstatten die Kosten für eine Mistelbehandlung ebenfalls fast immer. Allerdings gibt es mit ihnen häufiger Schwierigkeiten als mit den gesetzlichen Krankenkassen. Dabei kommt es darauf an, wie eng der Begriff ausgelegt wird, daß nur «medizinisch notwendige Heilbehandlungen» zu bezahlen sind. Nach dem Urteil des Bundesgerichtshofes vom 10.7.1996 (AZ IV ZR 133/95) können auch Verfahren der sogenannten alternativen Medizin als notwendige Heilbehandlung gelten. Da überdies einige Mistelpräparate bereits vom Bundesinstitut für Arzneimittel und Medizinprodukte nach dem neuen Arzneimittelgesetz zugelassen sind (siehe Seite 65), bestehen auch aus dieser Sicht keine Hinderungsgründe für die Kostenerstattung.

Manchmal wird eine Kostenerstattung bei einer Mistel-Langzeittherapie mit Hinweis auf eine «Wissenschaftlichkeitsklausel» abgelehnt, die in alten Verträgen noch vorhanden sein kann. Diese Klausel besagt, daß für «wissenschaftlich nicht allgemein anerkannte» Arzneimittel keine Leistungspflicht besteht (§ 5 Abs. 1f der Allgemeinen Versicherungsbedingungen). Diese Klausel wurde jedoch vom 4. Zivilsenat des Bundesgerichtshofes im Urteil vom 23.6.1993 für unwirksam erklärt. Demnach müssen auch Kosten für nicht wissenschaftlich allgemein anerkannte

Methoden übernommen werden, wenn sie ebenso wirksam sind und keine höheren Kosten verursachen als die wissenschaftlich allgemein anerkannten Methoden. Eine veränderte Klausel in den neueren Verträgen berücksichtigt diese Rechtsprechung.

Die «Wissenschaftlichkeitsklausel» bei privaten Krankenkassen ist nicht mehr gültig

Die Ablehnung der Kostenerstattung der Misteltherapie unter Berufung auf diese Klausel ist nicht mehr möglich.

Viele private Versicherer erstatten die Mistelbehandlung «auf Kulanz» nur für zwei Jahre. Danach verlangen sie eine spezielle Begründung für die medizinische Notwendigkeit der Behandlung. Diese Begründungen werden oft, aber nicht immer anerkannt.

Von den Beihilfestellen wird die Misteltherapie normalerweise erstattet, mit Ausnahme der Beihilfe in Nordrhein-Westfalen. Diese übernimmt die Kosten für die Misteltherapie nur, wenn die schulmedizinischen Verfahren erfolglos bleiben oder bei fortgeschrittener Krebserkrankung keine hinreichenden Erfolgschancen haben oder im Einzelfall nicht zumutbar sind. Inzwischen haben aber bereits einige Patienten erfolgreich gegen diese Regelung geklagt. Wenn Ihnen die Beihilfe die Kostenübernahme verwehrt, sollten Sie überlegen, ob Sie das tatsächlich unwidersprochen hinnehmen wollen. Für eine Klage ist das Verwaltungsgericht zuständig.[27]

Fragen und Antworten zur Misteltherapie

Im Rahmen einer Mistelbehandlung tauchen zahllose Fragen auf. Die wichtigsten habe ich hier zusammengestellt und kurz beantwortet bzw. auf die Seiten mit ausführlicheren Angaben im Text verwiesen.

Müssen Mistelpräparate immer gespritzt werden?

Ja. Als Tabletten würden die eiweißhaltigen Wirkstoffe im Magen aufgespalten, wodurch dann andere Wirkungen erzielt werden. Wichtig ist, daß die Flüssigkeit sehr langsam gespritzt wird, damit sie sich gut im Gewebe verteilen kann.

Wie tief soll ich die Nadel einstechen?

Sie sollten die Nadel schräg in die Haut einstechen, und zwar nicht tiefer als ca. 5 bis 10 Millimeter. Bleiben Sie zu dicht unter der Oberfläche, kann sich die Flüssigkeit nicht gut verteilen, und es entsteht eine manchmal schmerzhafte Beule. Stechen Sie zu tief, gelangt der Ampulleninhalt in die Muskulatur, wo er sich ebenfalls nicht gut ausbreiten kann. Auch dann kommt es oft zu schmerzhaften Knubbeln, die sich nur langsam auflösen.

Tut das Spritzen weh?

Nein. Die Nadeln sind extrem fein und zart, so daß Sie allenfalls einen winzigen Piks spüren.

Muß ich unbedingt selber spritzen?

Nein. Sie können sich die Spritzen auch geben lassen, z. B. von Partnerin bzw. Partner, vom Pflegedienst (falls Sie zu Hause gepflegt werden) oder in der Arztpraxis (dort machen das meist die Helferinnen).

Kann auch in den Oberarm gespritzt werden?

Wenn Sie nicht selbst spritzen, geht das. Sonst ist es ziemlich mühsam, einhändig in den Oberarm zu spritzen. Wenn Sie sich die Spritze selbst geben, eignen sich Oberschenkel oder Bauchhaut besser – dann haben Sie beide Hände frei. Achten Sie darauf, daß Sie die Spritze nicht in der Region setzen, wo Rock- oder Hosenbund auf die Haut drücken, das könnte Irritationen verursachen. Wenn Sie Brustkrebs haben und an der Brust operiert worden sind bzw. wenn Lymphknoten in der Achselhöhle entfernt wurden, dürfen Sie die Spritzen nicht in den Oberarm auf der operierten Seite bekommen.

Zahlt die Kasse Nadeln und Spritzen?

Ja. Die Kosten dafür werden ebenso übernommen wie für die Mistelpräparate.

Zu welcher Uhrzeit soll das Mistelpräparat gespritzt werden?

Wenn es auf die Giftwirkung der Inhaltsstoffe ankommt, ist es sinnvoll, in die ansteigende Körpertemperatur hinein zu spritzen, also morgens. Soll eher die wärmende Seite betont werden, spritzen Sie zum Tagestemperaturmaximum, also eher gegen Abend. Wichtig ist, daß Sie nach der Spritze eine halbe Stunde ruhen können. Lesen Sie dabei nicht, und lenken Sie sich auch sonst nicht ab. Legen Sie sich hin, und lassen Sie die Spritze in sich wirken. Setzen Sie sich damit auseinander, was sie jetzt in Ihnen bewirken soll. Damit die Wirkung sich voll entfalten kann, ist es auch wichtig, daß Sie sorgfältig damit umgehen und sich nicht gewissermaßen zwischen Tür und Angel nebenbei die Spritze geben und dann zum nächsten Termin hetzen oder die Wäsche machen.

Wie kontrolliert man die Wirkung von Mistelpräparaten?

Leichtes Fieber und eine Rötung um die Einstichstelle herum zeigen an, daß die Mistel wirkt. Der Durchmesser der Hautrö-

108 *Fragen und Antworten zur Misteltherapie*

tung sollte kleiner als 5 Zentimeter bleiben. Ist er größer, müssen Sie in Absprache mit Ärztin oder Arzt auf eine niedriger dosierte Stufe Ihres Mistelpräparats übergehen. Anhand dieser Rötung können erfahrene Misteltherapeutinnen und -therapeuten die Wirkung erkennen. In bestimmten Abständen sollten die Blutwerte geprüft werden, um zu erkennen, ob die Leukozyten- bzw. Lymphozytenzahl ansteigt.

Warum ist Fieber bei einer Misteltherapie günstig?
Fieber ist die Folge der Freisetzung von Immunbotenstoffen (Interleukinen) durch die Mistel. Es ist bei Krebspatienten deshalb so erwünscht, weil ihre Temperaturregulation oft nicht mehr gut funktioniert. Die meisten haben eine relativ niedrige Körpertemperatur und frösteln auch leicht. Die Mistel bewirkt dann eine angenehme Durchwärmung. Um die Temperaturreaktion zu überprüfen, sollten Sie folgende Regeln beachten:
- Messen Sie zweimal täglich immer zur gleichen Zeit, am besten morgens vor dem Aufstehen und nachmittags oder abends. Sie können den besten Zeitpunkt noch genauer herausfinden, wenn Sie vorher eine Zeitlang Ihre Tagestemperaturkurve aufzeichnen. Dafür messen Sie zwei bis drei Tage lang zwischen 12 und 20 Uhr alle zwei Stunden Ihre Temperatur. Der Zeitpunkt, an dem Ihre Temperatur am höchsten ist, ist die beste Zeit für die zweite Messung in der Anfangsphase der Mistelbehandlung.
- Messen Sie immer am selben Ort, entweder im Mund oder im After. Wenn Sie sich einmal für eine Stelle entschieden haben, müssen Sie auch dabei bleiben, sonst sind die Werte nicht vergleichbar. Wenn Sie im Mund messen, dürfen Sie davor nichts Heißes essen oder trinken. Die Spitze des Thermometers sollte während der ganzen Meßzeit in der Hauttasche unter der Zunge liegen.
- Bevor Sie messen, sollten Sie eine halbe Stunde ausruhen, am besten im Liegen.
- Während der Einleitungsphase sollten Sie täglich messen,

später genügt es, wenn Sie die Temperatur alle drei Monate eine Woche lang aufzeichnen.

Normalerweise nimmt die Körpertemperatur durch die Mistel um ca. 0,5 bis 1 Grad Celsius zu. Über 38 Grad sollte die Temperatur nicht ansteigen. Die Körpertemperatur sollte täglich um 0,5 bis 1 Grad schwanken, wobei sie morgens am niedrigsten sein und gegen Abend ihr Maximum erreichen sollte.

Während einer Chemotherapie, einer infektiösen Erkrankung oder bei Tumorfieber liefert die Temperaturkurve für die Misteltherapie keine brauchbaren Aussagen.

Warum wird die Mistel nicht ununterbrochen gegeben?

Alle Immuntherapien sind Intervall-Behandlungen. Das bedeutet, man wird eine Zeitlang behandelt, dann erfolgt eine Pause, bevor wieder mit der Therapie begonnen wird. Man kann das als eine Art Training fürs Immunsystem begreifen, vergleichbar mit dem Sport: Leistungssteigerungen sind nur möglich, wenn das Training im Intervall stattfindet und nicht als Dauertraining. Aus diesem Grund wird auch die Mistel meist nicht täglich gespritzt, sondern zwei- bis dreimal in der Woche. Der Rhythmus sollte möglichst nicht verändert werden. Wenn also einmal Dienstag und Freitag als «Misteltage» feststehen, so sollten Sie auch dabei bleiben und nicht mal mittwochs, mal dienstags, mal montags spritzen. Schon relativ schnell können die behandlungsfreien Tage etwas verlängert werden, so daß Sie z. B. sechs Wochen lang zweimal wöchentlich spritzen und dann nur noch einmal wöchentlich.

Bei der Misteltherapie ist der Rhythmus wichtig

Eine «Auszeit» ist auf jeden Fall nötig, wenn Sie die Mistel ein bis zwei Jahre lang kontinuierlich angewandt haben. Anfangs genügt eine Pause von einem Monat. Später sollte die behandlungsfreie Zeit dann immer länger werden, bis Sie versuchen können, auf die Mistelbehandlung komplett zu verzichten. Fühlen Sie sich damit sehr unwohl, können Sie sie auch wieder aufnehmen.

110   *Fragen und Antworten zur Misteltherapie*

Ist man während der Mistelbehandlung besser gegen Infekte geschützt?

Die Erfahrung sagt, ja. Die Frage wurde aber noch nicht wissenschaftlich untersucht. Viele Krebskranke geben an, viel seltener an Infekten zu leiden, vor allem, wenn dies vor der Misteltherapie sehr oft vorkam.

Wie lange dauert eine Misteltherapie?

Das ist sehr verschieden. Ein bis zwei Jahre lang werden die meisten Mistelpräparate kontinuierlich oder nur mit kurzen einmonatigen Pausen gegeben. Danach können die Pausen zunehmend verlängert werden. Nach fünf Jahren können Sie die Mistel meistens absetzen. Es sollte nicht dazu kommen, daß Sie sich von der Mistelbehandlung abhängig fühlen.

Bei Rückfällen können Sie die Mistelbehandlung sofort wieder aufnehmen, müssen aber dann mit einer eher niedrigen Dosis beginnen und beobachten, wie Sie darauf reagieren. Sie können die Dosis aber meist schneller steigern als bei der Einleitungsphase, weil Sie sich mit den Reaktionen schon besser auskennen.

Ist es notwendig, die Immunantwort zu kontrollieren?

Nein, nicht unbedingt. Immunologische Tests sind sehr teuer und nur dann aussagefähig, wenn Ärztin oder Arzt mit den Angaben etwas anfangen können. Nur um festzustellen, daß vermehrt Immunzellen vorhanden sind, braucht kein Test gemacht zu werden. Das ist allenfalls für die Dokumentation oder für wissenschaftliche Forschungen von Interesse. Im Normalfall brauchen immunologische Tests nur dann gemacht zu werden, wenn sich spezielle Fragestellungen zur Therapie ergeben, die durch den Immuntest mit beantwortet werden können. Ansonsten kann eine erfahrene Misteltherapeutin bzw. ein -therapeut die Dosis in der Anfangsphase ebensogut anhand der Hautrötung oder der Temperaturkurve steigern bzw. verringern.

Fragen und Antworten zur Misteltherapie

Was ist ein Immunstatus?

Das ist eine Blutuntersuchung, bei der die Anzahl der Immunzellen bestimmt wird. Dazu gehören die Leukozyten und ihre Untergruppen (Lymphozyten, Granulozyten, Eosinophile) sowie die verschiedenen Lymphozytenarten (B-Zellen, T-Zellen, T-Helferzellen, T-Suppressorzellen, Zytotoxische T-Zellen, Natürliche Killerzellen). Für jede Gruppe dieser Zellen gibt es bestimmte Richtwerte, die weder unter- noch überschritten werden sollten. Die reinen Zahlen sagen aber noch nicht viel über den Zustand des Immunsystems aus. Wichtig ist auch das Verhältnis der Immunzellen untereinander, z. B. der Anteil der Lymphozyten an der Gesamtzahl der Leukozyten sowie die Zellfunktion. Ob sich aus einem Immunstatus Konsequenzen für die Misteltherapie ergeben, können nur erfahrene Krebsspezialisten erkennen und beurteilen.

Beeinflußt die Misteltherapie die Tumormarker?

Tumormarker sind spezielle Stoffe, die von der Geschwulst ins Blut abgegeben werden. Meist steigen sie an, wenn der Tumor wächst, bzw. sie gehen zurück, wenn die Krebszellen abnehmen. Bisher wurde nicht beobachtet, daß die Mistelbehandlung die Tumormarker direkt verstärkt oder abschwächt. Deren Aussagekraft bleibt also unvermindert bestehen. Allerdings bilden sich die Tumormarker zurück, wenn die Geschwulst durch die Mistelbehandlung kleiner wird. Insofern kann es sein, daß sich der Therapieerfolg auch in den Werten für die Tumormarker niederschlägt.

Welchen Einfluß hat die Mistel auf die Stimmung?

Viele Krebskranke geben an, daß sie nach Beginn der Mistelbehandlung weniger Angst haben, sowohl vor der Krankheit selbst als auch vor der Zukunft (siehe «Die Angst bewältigen», Seite 21). Sie gewinnen wieder Zuversicht und Freude am Leben. Allerdings ist unklar, auf welche Weise die Mistel diesen Stimmungsumschwung bewirkt.

Kann die Mistel die Lebensqualität verbessern, und wenn ja, wie?

Die Lebensqualität ist etwas sehr Individuelles, jeder Mensch definiert sie anders. Deshalb ist es schwer, sie in wissenschaftlich befriedigender Weise zu erfassen. Bis vor wenigen Jahren geschah das – wissenschaftlich sehr mangelhaft – dadurch, daß Krebskranke befragt wurden, wie sie sich fühlen, oder daß Ärztin bzw. Arzt in ein Schema eintrugen, was die Patientin bzw. der Patient auf die Frage «Wie geht es Ihnen?» geantwortet hat. Die Antwort «gut» oder «schlecht» oder «es geht so» umfaßt dabei natürlich ein riesiges Spektrum von Faktoren.

Heute wird die Lebensqualität anhand bestimmter normierter Fragebögen, die sich in der psychologischen Forschung bewährt haben, erfaßt. Sie erheben alle für das Allgemeinbefinden wichtigen Details. Gefragt wird z. B. nach der Fähigkeit zu körperlicher Anstrengung (heben, tragen, laufen), ob der Beruf wieder aufgenommen werden konnte, ob Spaziergänge möglich sind, ob man außer Haus gehen kann oder bettlägerig ist, ob Hilfe beim Essen, Anziehen, Waschen benötigt wird. Erfragt werden auch allgemeine Symptome wie Müdigkeit, Schmerzen, Schlafstörungen, Appetitlosigkeit, Schwäche, Übelkeit, Erbrechen, Verstopfung, Durchfall, Konzentrationsschwierigkeiten (Zeitung lesen, fernsehen), innere Anspannung, Sorgen, Reizbarkeit, Niedergeschlagenheit, Erinnerungsvermögen, Beeinträchtigung des Familienlebens, Zuversicht, Hoffnung.

Auch wenn man nicht weiß, warum: Die Misteltherapie trägt dazu bei, daß sich Krebspatienten kräftiger fühlen und grundsätzlich positiver gestimmt sind

Die Antworten gliedern sich in vier Stufen von «überhaupt nicht» über «wenig» und «mäßig» bis zu «sehr».

Erfaßt wird auch der körperliche Zustand und die selbst eingeschätzte Lebensqualität während der letzten Wochen. Die Antworten sind in sieben Stufen aufgeteilt, die von «sehr schlecht» bis «ausgezeichnet» reichen.

Sofern neuere Studien nach der Lebensqualität gefragt haben, ließ sich fast immer erkennen, daß diese sich bei einer Misteltherapie deutlich verbessert hat. Für viele Krebskranke war es vor allem wichtig, wieder am allgemeinen Leben teilnehmen zu können, Appetit zu haben, sich insgesamt nicht mehr so schwach zu fühlen, Zukunftspläne schmieden zu können und wieder Hoffnung zu schöpfen. Kurzum: nicht nur *am* Leben, sondern *im* Leben zu sein.

Kann die Mistel Schmerzen beeinflussen?

Das wurde wissenschaftlich bisher nur unbefriedigend untersucht. Vielfach wurde jedoch beobachtet, daß Schmerzen im Rahmen einer Mistelbehandlung nachlassen oder daß weniger schmerzlindernde Medikamente benötigt werden.

Darf ich während der Misteltherapie andere Medikamente anwenden?

Ja, im allgemeinen schon. Eine Mistelbehandlung wird z. B. bei Brust- oder Prostatakrebs oft mit einer Hormontherapie kombiniert. Beide Mittel beeinträchtigen sich in ihrer Wirkung nicht. Wenn Sie die Hormone als Depotspritzen oder Implantate bekommen, sollten Sie die Mistel aber nicht in der Umgebung dieser Wirkstoffdepots spritzen.

Auch andere ergänzende Therapien können Sie während einer Mistelbehandlung anwenden, z. B. pflanzliche Mittel, Vitamin-, Enzym- oder Thymuspräparate oder Mittel aus der traditionellen chinesischen Medizin. Sie sollten jedoch bedenken, daß es oft nicht gut ist, alles, was möglich ist, machen zu wollen. «Viel hilft viel» stimmt nur selten, und auch bei Krebs ist es kein geeignetes Motto. Wählen

Alle Beteiligten müssen wissen, welche Medikamente Sie nehmen und welchen Behandlungen Sie sich sonst noch unterziehen

Sie aus, was sich für Sie persönlich am besten eignet, und besprechen Sie das unbedingt mit allen beteiligten Therapeutinnen und Therapeuten. Alle müssen korrekt darüber informiert sein, was Sie bekommen und in welcher Dosis. Schämen Sie sich nicht, auch Mittel anzugeben, die nicht in die schulmedizinische Richtung passen.

Umgekehrt sollte Ihnen genau erklärt werden, welche Mittel für Sie in Frage kommen und warum. Es darf nicht sein, daß man Ihnen einfach nur sagt: «Ich spritze Ihnen jetzt etwas, das wird Ihnen guttun.» Sie müssen wissen, was und wozu.

Welche Arzneimittel darf ich während einer Mistelbehandlung nicht anwenden?

Fiebersenkende oder entzündungshemmende Mittel sollten Sie möglichst nicht einnehmen, um die Mistelwirkung nicht zu blockieren. Zu diesen Medikamenten gehören Schmerzmittel wie Acetylsalicylsäure oder Paracetamol, ebenso bei Rheuma gebräuchliche Wirkstoffe wie Diclofenac, Ibuprofen, Indometazin. Dieser Hinweis gilt jedoch nicht für schwere Schmerzzustände, die unbedingt mit starken Schmerzmitteln (z. B. auch mit Opiaten) behandelt werden müssen.

Kann ich die Mistel während einer Chemotherapie oder Bestrahlungen anwenden?

Ja. Sie sollten nur darauf achten, daß Sie die Mistel nicht am selben Tag der Infusion oder Bestrahlung spritzen (aber nie ins bestrahlte Gebiet!). Mistel und Chemotherapie oder Mistel und Bestrahlung können sich sonst gegenseitig abschwächen (wofür es allerdings zur Zeit nur Beobachtungen und noch keine Belege gibt). Günstig ist es, die Mistel am Tag davor und danach anzuwenden. Die unerwünschten Wirkungen der Chemotherapie oder Bestrahlung klingen dann oft schneller ab.

Wenn Bestrahlungen mehrere Wochen lang täglich erfolgen müssen, können Sie die Mistelbehandlung gleichzeitig im gewohnten Rhythmus (zwei- bis dreimal wöchentlich) beibehalten.

Wenn eine Chemotherapie an mehreren Tagen hintereinander stattfindet, machen Sie an diesen Tagen bei der Misteltherapie eine Pause.

Ist eine Mistelbehandlung auch sinnvoll, wenn ich bereits Metastasen habe?

Ja, unbedingt. Oftmals gelingt es, das Wachstum der Metastasen zu verlangsamen oder sogar zum Stillstand zu bringen, und sei es nur für eine gewisse Zeit. Vielfach kann die Mistelbehandlung dazu beitragen, daß die Krebserkrankung insgesamt verzögert wird. Das bedeutet, daß zwar keine Heilung stattfindet, wohl aber der Tumor zu einer Art «Haustier» wird, einem Mitbewohner, der unter demselben Dach wohnt. Auf diese Weise wird aus der lebensbedrohlichen Akutkrankheit dann eine zwar gefährliche, aber beherrschbare chronische Krankheit, mit der sich noch eine lange Zeit gut leben läßt.

Werden Metastasen anders behandelt als der ursprüngliche Tumor?

Nein, sie werden genau gleich behandelt. Wenn Sie an Brustkrebs erkrankt sind, werden auch die Metastasen davon wie Brustkrebs behandelt. Für die Art der Metastasen ist der Primärtumor ausschlaggebend, auch wenn sich die Töchter nicht immer so verhalten wie die Mutter und oft auch anders aussehen. Das ist in jeder Familie so. Und letztlich gehört auch der Tumor «zur Familie», denn er entsteht aus Ihren eigenen Körperzellen.

Darf man die Mistel bei Blut- oder Lymphdrüsenkrebs anwenden?

Ja. Bisher gibt es keine Hinweise darauf, daß die Mistelbehandlung bei diesen Krebsarten schädlich ist, auch wenn das immer wieder behauptet wird.

Kann ich von einem anthroposophischen auf ein anderes Mittel wechseln oder umgekehrt?

Ja, das können Sie. Lassen Sie sich aber von Ärztin oder Arzt begründen, warum das Präparat gewechselt werden soll. Wenn Sie mit einem Mittel gut zurechtkommen, sollten sie es nicht gegen eines tauschen, von dem Sie nicht wissen, wie Sie es vertragen.

Außerdem sollte gewährleistet sein, daß die Wirkung nach der Umstellung genau kontrolliert wird, um eine Über- oder Unterdosierung zu vermeiden.

Kann ich Mistelpräparate auch vorbeugend anwenden?

Jein. Sie können die Mistel bei Vorstufen bestimmter Krebsarten (Präkanzerosen) anwenden, z. B. bei Vorstufen von Gebärmutterhalskrebs zusätzlich zum operativen Eingriff, bei dem das veränderte Gewebe am Muttermund (Portiodysplasie) entfernt wird, ebenso bei Vorstufen von Darm- oder Blasenkrebs. Wenn aber noch keine bösartig veränderten Zellen vorhanden sind, sollten Sie keine Mistelbehandlung beginnen. Eine Vorbeugung im engen Sinne – z. B., weil Sie Angst haben, an Krebs erkranken zu können – ist nicht möglich und auch nicht sinnvoll. Sie müssen außerdem bedenken, daß sich ja aufgrund der Misteltherapie Antikörper bilden. Die Folge ist, daß der Organismus später – sollte eine Krebserkrankung ausbrechen – dann nicht mehr so gut auf eine Mistelbehandlung anspricht. Ohne zwingenden Grund sollten Sie also Mistelpräparate nicht anwenden.

Die Misteltherapie ist kein Mittel zur Vorbeugung. Sie macht erst Sinn, wenn schon bösartige Zellen vorhanden sind

Die Krankenkassen übernehmen die Kosten für eine Misteltherapie nur, wenn in einer Gewebeprobe nachgewiesen ist, daß Krebszellen oder Vorstufen von Krebszellen vorhanden sind. Wenn dies nicht der Fall ist, müssen Sie die vorbeugende Mistelbehandlung aus eigener Tasche bezahlen.

Gibt es Tests, die zeigen, welches Präparat für mich das richtige ist?

Nein, das entscheiden Ärztin oder Arzt aufgrund ihrer Erfahrung und anhand Ihres Krankheitsbildes. Bisher gibt es noch keinen seriösen Test, der zeigen könnte, daß das eine Mittel bei bestimmten Menschen besser wirkt als ein anderes.

Fragen und Antworten zur Misteltherapie   117

Kann jede Ärztin bzw. jeder Arzt eine Misteltherapie machen?

Prinzipiell ja. Sie bzw. er sollte sich aber schon in der Mistelbehandlung fortgebildet haben und bereit sein, sich mit der vielschichtigen Problematik auseinanderzusetzen. Wenn Ihnen eine Ärztin oder ein Arzt ein Mistelpräparat einfach nur verschreibt und hin und wieder nachfragt, wie es Ihnen damit geht, dann ist das keine sinnvolle Misteltherapie. Dazu gehört schon die Bereitschaft, sich intensiv mit dem Krankheitsgeschehen, mit Ihrer Persönlichkeit und Ihrem Beschwerdebild zu beschäftigen. Ohne Zuwendung zum Patienten und einer Leidenschaft für den Arztberuf läßt sich weder eine Misteltherapie kunstgerecht ausüben noch eine Krebserkrankung insgesamt sinnvoll begleiten.

Wenn Sie unsicher sind, ob Ihre Ärztin bzw. Ihr Arzt in der Lage ist, sich mit der Misteltherapie so auseinanderzusetzen, wie es nötig wäre, können Sie sich an eine der im Anhang aufgeführten Adressen wenden, um eine Ärztin bzw. einen Arzt oder eine Heilpraktikerin bzw. einen Heilpraktiker in Ihrer Nähe zu finden, der die Misteltherapie vornimmt. Das muß nicht bedeuten, daß Sie Ihre bisherige Ärztin bzw. Ihren Arzt aufgeben. Beide Mediziner/innen können Sie gemeinsam auf dem Weg Ihrer Krankheitsbewältigung begleiten. Sollte Ihre bisherige Ärztin oder Ihr bisheriger Arzt diese Kooperation ablehnen, müssen Sie sich überlegen, ob sie bzw. er weiterhin Ihr Vertrauen hat.

Dürfen auch Heilpraktiker/innen Mistelpräparate anwenden?

Ja, das dürfen sie. Es muß nur gewährleistet sein, daß keine anderen, möglicherweise erfolgversprechenden Therapien unterlassen werden. Heilpraktiker/innen können auf Privatrezept auch Mistelpräparate verschreiben.

Kann die Mistel das Tumorwachstum auch anregen?

Es wird immer wieder behauptet, eine Mistelbehandlung könne das Tumorwachstum fördern. Diese Aussage entbehrt jedoch jeder Grundlage. Eine umfangreiche Analyse sowohl der wissenschaftlichen Daten als auch der Literatur ergab keinen stichhaltigen Hinweis dafür, daß eine Mistelbehandlung das Tumorwachstum fördern könnte. Zwar gab es experimentelle Versuche an Zellkulturen mit einzelnen Inhaltsstoffen, bei denen auch wachstumsanregende Wirkungen auf den Tumor beobachtet wurden. Beim Gesamtextrakt ließ sich dies jedoch ebensowenig bestätigen wie am Menschen. Im Gegenteil:

- Experimentelle Versuche zeigten wachstumshemmende Wirkungen auf Tumorzellkulturen.
- Tierversuche zeigen, daß der Tumor langsamer wächst oder sich dauerhaft zurückbildet, daß sich seltener Metastasen bilden und seltener Rückfälle auftreten, daß sich die krebsschädigende Wirkung von Bestrahlungen verstärkt, daß sich Dauer und Ausmaß, vor allem der Rückgang der weißen Blutkörperchen, bei Chemotherapie und Bestrahlung verringern lassen. Sie ergeben außerdem eine längere Überlebenszeit.
- Untersuchungen an Krebskranken zeigen, daß die Mistel vielfach zu einer besseren Lebensqualität und teilweise auch zu einer verlängerten Überlebenszeit bzw. in seltenen Fällen auch zur völligen Rückbildung des Tumors beiträgt.

Gibt es auch Mißerfolge bei der Mistelbehandlung?

Ja. Es gelingt nicht immer, das Wachstum der Tumore einzudämmen oder die Lebensqualität zu verbessern. Aber das ist auch bei allen anderen Behandlungsmethoden der Fall. Keine ist wirklich vollkommen erfolgversprechend – auch nicht die Operation, bei der die Geschwulst fürs erste komplett entfernt wird. Der Tumor ist weg, aber die Krebszellen sind oft noch da. Sie gilt es, in Schach zu halten. Eine Misteltherapie kann einen sinnvollen Beitrag dazu leisten. Wie erfolgreich sie sein wird, läßt sich nicht vorhersagen. Da sie aber mit verhältnismäßig geringen Nebenwirkungen verbunden ist, lohnt der Versuch.

Fragen und Antworten zur Misteltherapie

Anhang

Quellennachweis

1 Persönliche Mitteilung Prof. Volker Fintelmann, Hamburg

2 Persönliche Mitteilung Prof. Volker Fintelmann, Hamburg

3 Persönliche Mitteilung Prof. Volker Fintelmann, Hamburg

4 Persönliche Mitteilung Hildegard Fuhrberg, Hamburg

5 Persönliche Mitteilung Hildegard Fuhrberg, Hamburg

6 Persönliche Mitteilung Hildegard Fuhrberg, Hamburg

7 Ramm, Hartmut: *Aus den Mythen der Mistel,* in: Glöckler/Schürholz (Hrsg.): *Krebsbehandlung in der anthroposophischen Medizin,* Verlag Freies Geistesleben, Stuttgart, 1996, S. 135 ff.

8 ebenda

9 Scheffler, A., Richter, C., Beffert, M., Errenst M., Scheer, R.: *Differenzierung der Mistelinhaltsstoffe nach Zeit und Ort,* in: Scheer, Rainer, Becker, Hans, Berg, Peter A.: *Grundlagen der Misteltherapie,* Hippokrates Verlag Stuttgart, 1996, S. 72/73

10 Schlodder, Dietrich: *Mistel und Wissenschaft,* in: Glöckler, M./Schürholz, J. (Hrsg.): *Krebsbehandlung in der anthroposophischen Medizin,* Verlag Freies Geistesleben, Stuttgart, 1996, S. 202

11 Internet-Seite des KID am Tumorzentrum der Universität München, Mai 1999

12 Matthiessen, P. F., Tröger, W.: *Die Misteltherapie des Krebses,* in: Wrba, Heinrich (Hrsg.): *Kombinierte Tumortherapie. Grundlagen, Möglichkeiten und Grenzen adjuvanter Methoden,* Hippokrates Verlag, Stuttgart, 1995, S. 277/278

13 Schlodder, Dietrich: *75 Jahre additive Misteltherapie bei Krebspatienten. Eine kritische Zusammenfassung der ärztlichen Erfahrungen,* in: Scheer, Rainer, Becker, Hans, Berg, Peter A.: *Grundlagen der Misteltherapie,* Hippokrates Verlag Stuttgart, 1996, S. 340

14 Matthiessen, Peter F., Teichert, Jörg: *Unkonventionelle Methoden der Krebsbekämpfung. Erfahrungen und Ergebnisse der Bundesförderung aus der Sicht der ehemaligen Projektbegleitung,* in: Zeitschrift für Allgemeinmedizin, Heft 24, 1998, S. 1158–1162

15 ebenda

16 Schwabe, Ulrich, Paffrath, Dieter (Hrsg.): *Arzneiverordnungsreport*

1998, Springer-Verlag Berlin-Heidelberg-New York, 1999; persönliche Mitteilung von Dr. D. Schlodder, Helixor Heilmittel GmbH

17 Angaben nach Rote Liste 99

18 Madaus AG: *Lektinol®. Die onkologische Mistel-Lektin-Therapie,* S. 16

19 Hajto, T. et al.: *Modulatory Potency of the beta-Galactoside-specific Lectin from Mistletoe-Extract (Iscador) on the Host Defense System in vivo in Rabbits and Patients.* Cancer Research 49, 4803–4808, Sept. 1, 1989; und: Hajto, T. et al.: *Increased Secretion of Tumor Necrosis Factor alpha, Interleukin 1, and Interleukin 6 by Human Mononuclear Cells Exposed to beta-Galactoside-specific Lectin from Clinically Applied Mistletoe Extract.* Cancer Research 50, 3322–3326, June 1, 1990; und: Beuth, J., Ko, H. L., Tunggal, L., Buss, G., Jeljaszewics, J., Steuer, M. K., Pulverer, G.: *Immunaktive Wirkung von Mistellektin I in Abhängigkeit von der Dosierung.* Arzneimittel-Forschung/Drug Research 44 (II): 1255–1258, 1994

20 Pharmazeutische Zeitung Nr. 25/1998

21 Persönliche Mitteilung Prof. Gerhard Nagel, Freiburg, 21. 4. 99

22 Madaus AG: Lektinol®. *Die onkologische Mistel-Lektin-Therapie,* S. 46

23 Matthiessen, P. F., Tröger, W.: *Die Misteltherapie des Krebses,* in: Wrba, Heinrich (Hrsg.): *Kombinierte Tumortherapie. Grundlagen, Möglichkeiten und Grenzen adjuvanter Methoden,* Hippokrates Verlag, Stuttgart, 1995, S. 278

24 Kienle, Gunver, S., Kiene, Helmut: *Die Mistel in der Onkologie – Antitumorale Wirksamkeit, Fragen des Wirksamkeitsnachweises und die Hypothese einer zytokinvermittelten Tumorförderung. Fakten, Argumente, konzeptionelle Grundlagen,* noch nicht veröffentlichtes Manuskript, Mai 1997, S. 62

25 Matthiessen, Peter F., Teichert, Jörg: *Unkonventionelle Methoden der Krebsbekämpfung. Erfahrungen und Ergebnisse der Bundesförderung aus der Sicht der ehemaligen Projektbegleitung,* in: Zeitschrift für Allgemeinmedizin, Heft 24, 1998, S. 1158–1162

26 Schlodder, Dietrich: *Sind Mistelpräparate bei malignen Lymphomen und Leukämien kontraindiziert?,* Erfahrungsheilkunde, Bd. 43, Heft 2, Februar 1994

27 Angaben nach «Kostenerstattung der Misteltherapie», aktuelle Informationen der Helixor Heilmittel GmbH, Stand 1. 3. 1999

Bücher zum Weiterlesen

Fintelmann, Volker: *Krebssprechstunde*. Stuttgart 1994

Glöckler, Michaela, Schürholz, Jürgen (Hrsg.): *Krebsbehandlung in der anthroposophischen Medizin*. Stuttgart 1996

Nagel, G. A.: *Unkonventionelle Mittel in der Krebstherapie*. Freiburg 1998

Wagner, Richard: *Krebs. 160 Fragen und Antworten zur Therapie mit Iscador*. Stuttgart 1996

Verwendete wissenschaftliche Literatur

ABNOBA Heilmittel GmbH: *Anwendungs-Empfehlungen ABNOBA viscum*. 1994/95

Beuth, J., Stoffel, B., Ko, H. L., Buss, G., Tunggal, L., Pulverer, G.: *Immunaktive Wirkung verschiedener Mistellektin-Dosierungen in Mammakarzinom-Patientinnen*. Arzneimittel-Forschung/Drug Research 45 (II), 4, 505–507 (1995)

Boie, D., Gutsch, J.: *Helixor bei Kolon- und Rektumkarzinom*, Schriftenreihe Krebsgeschehen, Band 23

Boie, D., Gutsch, J., Burkhardt, R.: *Die Behandlung von Lebermetastasen verschiedener Primärtumoren mit Helixor*. Therapiewoche 31, 1865–1869, Heft 11, März 1981

Büssing, A.: *Overview on Viscum album L. Products*. Unveröffentlichtes Manuskript, 1999

Büssing, A., Schietzel, M.: *Viscum album L.: Individuelle Immunreaktionen und spezifische zytostatische Effekte – Konsequenzen für die konventionelle zytostatische Therapie?* Deutsche Zeitschrift für Onkologie, 27. Jg., April 1995

Büssing, A., Fischer, K., Schietzel, M. (Hrsg.): *Misteltherapie und immunologische Forschung*. Arbeitstagung 3./4. Mai 1996, Herdecke, Forschende Komplementärmedizin, Supplement 1 zu Band 3, 1996

Büssing, A., Stein, G. M., Pfüller, U.: *Selective killing of $CD8^+$ cells with a «memory» phenotype ($CD62L^{lo}$) by the N-acetyl-D-galactosamine-specific lectin from Viscum album L.*, Cell Death and Differentiation. (1998) 5, 231–240

Büssing, A., Azhari, T., Ostendorp, H., Lehnert, A., Schweizer, K.: *Viscum album L. Extracts Reduce Sister Chromatid Exchanges in Cultured Peripheral Blood Mononuclear Cells*. European Journal of Cancer, Vol. 30A, No. 12, pp 1836–1841, 1994

Büssing, A., Jungmann, H., Suzart, K., Schweizer, K.: *Suppression of Sister Chromatid Exchange-Inducing DNA Lesions in Cultured Peripheral Blood Mononuclear Cells by Viscum album L.* J. Exp. Clin. Cancer Res. 15, 2, 1996

Büssing, A.: *Viscum album L. treatments in cancer.* Anti-Cancer Drugs, Vol. 8. Supplement 1, April 1997

Büssing, A., Multani, A. S., Pathak, S., Pfüller, U., Schietzel, M.: *Induction of apoptosis by the N-acetyl-galactosamine-specific toxic lectin from Viscum album L. is associated with a decrease of nuclear p53 and Bcl-2-proteins and induction of telomeric associations.* Cancer Letters 130 (1998) 57–68

Büssing, A.: *Apoptose-Induktion und DNA-Stabilisierung durch Viscum album L.* Forschende Komplementärmedizin 1998; 5: 164–171

Büssing, A., Schietzel, M.: *Apoptosis-Inducing Properties of Viscum album L. Extracts from Different Host Trees, Correlate with their Content of Toxic Mistletoe Lectins.* Anticancer Research 19: 23–28 (1999)

Büssing, A., Suzart, K., Schweizer, K., Schietzel, M.: *Killing und Inflammation. Über die Apoptose-induzierende Potenz von Viscum album L.-Extrakten.* Zeitschrift für Onkologie 28, 1 (1996)

Büssing, A., Regnery, A., Schweizer, K.: *Effects of Viscum album L. on cyclophosphamid-treated peripheral blood mononuclear cells in vitro: sister-chromatid exchanges and activation/proliferation marker expression.* Cancer Letters 94 (1995), 199–205

Büssing, A., Jurin, M., Zarkovic, N., Azhari, T., Schweizer, K.: *DNA-stabilisierende Wirkungen von Viscum album L. – Sind Mistelextrakte als Adjuvans während der konventionellen Chemotherapie indiziert?* Forschende Komplementärmedizin, Band 3, Heft 5, Oktober 1996

Büssing, Arndt: *Übersicht über die biologischen Wirkungen der Mistel.* Zur Veröffentlichung eingereicht

Burger, A. M., Mengs, U., Schwarz, T., Schüler, J. B., Fiebig, H. H.: *Anticancer activity of a standardized mistletoe preparation (Lektinol™) in human tumor cell lines and xenografts in vitro and transplantable murine tumors in vivo*, Abstract, 10th NCI-EORTC symposium on new drugs in cancer therapy, June 16–19, 1998, Amsterdam

Die Eurixor-Chronik. *Die lektinnormierte Misteltherapie – ihr Stellenwert in der Onkologie.* Phytoforum, Oktober 1998

Die Mistel in der Krebstherapie. Sonderheft Erfahrungsheilkunde, August 1997

Doser, C., Doser, M., Hülsen, H., Mechelke, F.: *Influence of Carbohydrates on the Cytotoxicity of an Aqueous Mistletoe Drug and of Purified Mistle-*

toe Lectins Tested on Human T-Leukemia Cells. Arzneimittel-Forschung/Drug Research 39 (I) 6, 647–651 (1989)

Douwes, F. R., Wolfrum, D. I., Migeod, F.: *Ergebnisse einer prospektiv randomisierten Studie: Chemotherapie versus Chemotherapie plus «Biological Response Modifier» bei metastasierendem kolorektalem Karzinom.* Krebsgeschehen, Heft 6/1986

Douwes, F. R., Kalden, M., Frank, G., Holzhauer, P.: *Behandlung des fortgeschrittenen kolorektalen Karzinoms.* Deutsche Zeitschrift für Onkologie, 20. Jg., Juni 1988

Gorter, Robert: *Iscador®. Mistelpräparate aus der anthroposophisch erweiterten Krebsbehandlung.* Basel 1998

Gutsch, J., Berger, H., Scholz, G., Denck, H.: *Prospektive Studie beim radikal operierten Mammakarzinom mit Polychemotherapie, Helixor und unbehandelter Kontrolle.* Deutsche Zeitschrift für Onkologie, 4/1998

Gutsch, J.: *Zum Stand der Therapie der chronisch myeloischen Leukämie Erwachsener mit dem Mistelpräparat Helixor®.* Ärztezeitschrift für Naturheilverfahren, 23. Jg., Heft 9, S. 523–544, 1982

Hajto, T., Hostanska, K., Gabius, H. J.: *Modulatory Potency of the beta-Galactoside-specific Lectin from Mistletoe-Extract (Iscador) on the Host Defense System in vivo in Rabbits and Patients.* Cancer Research, 49, 4803–4808, Sept. 1, 1989

Hajto, T., Hostanska, K., Frei, K., Rordorf, C., Gabius, H. J.: *Increased Secretion of Tumor Necrosis Factor alpha, Interleukin 1, and Interleukin 6 by Human Mononuclear Cells Exposed to beta-Galactoside-specific Lectin from Clinically Applied Mistletoe Extract.* Cancer Research 50, 3322–3326, June 1, 1990

Hajto, T., Hostanska, K., Weber, K., Zinke, H., Fischer, J., Mengs, U., Lentzen, H., Saller, R.: *Effect of a Recombinant Lectin, Viscum album Agglutinin on the Secretion of Interleukin-12 in Cultured Human Peripheral Blood Mononuclear Cells and on NK-Cell-Mediated Cytotoxicity of Rat Splenocytes in vitro and in vivo.* Natural Immunity, 1998; 16:34–46

Heiny, B. M., Albrecht, V.: *Komplementäre Therapie mit Mistellektin-I-normiertem Extrakt.* Die Medizinische Welt 9/1997

Heiny, B. M., Albrecht, V., Beuth, J.: *Korrelation zellulärer immunologischer Parameter und beta-Endorphin-Plasmaspiegel unter lektin-normierter Misteltherapie.* Zeitschrift für Onkologie, Heft 4/1997

Heine, H.: *Mistelpräparate.* Zeitschrift für Phytotherapie, 6. Jg., Heft 3, S. 67–72, Mai 1985

Helixor-Heilmittel GmbH & Co.: *Richtlinien für die Therapie mit Helixor*

Hellan, J., Danmayr, E., Hellan, M.: *Stellenwert der Komplementärmedizin in der Behandlung onkologischer Patienten – dargestellt anhand des kolorektalen Karzinoms.* Deutsche Zeitschrift für Onkologie, 27 Jg., August 1995

Hornung, J.: *Methodisches zu den klinischen Studien zur Misteltherapie des Krebses.* therapeutikon 3, 16–21, Januar 1989

Hostanska, K., Hajto, T., Spagnoli, G. C., Fischer, J., Lentzen, H., Herrmann, R.: *A Plant Lectin Derived from Viscum album Induces Cytokine Gene Expression and Protein Production in Cultures of Human Peripheral Blood Mononuclear Cells.* Natural Immunity 1995; 14:295–304

Hülsen, H., Doser, C., Mechelke, F.: *Differences in the in vitro Effectiveness of Preparations Produced form Mistletoes of Various Host Trees.* Arzneimittel-Forschung/Drug Research 36 (I), 3, 433–436 (1986)

Janssen, O., Scheffler, A., Kabelitz, D.: *In vitro Effects of Mistletoe Extracts and Mistletoe Lectins*, Arzneimittel-Forschung/Drug Research 43 (II), 11, 1221–1227 (1993)

Joller, P. W., Menrad, J. M., Schwarz, T., Pfüller, U., Parnham, M. J., Weyhenmeyer, R., Lentzen, H.: *Stimulation of Cytokine Production via a Special Standardized Mistletoe Preparation in an in vitro Human Skin Bioassay.* Arzneimittel-Forschung/Drug Research 46 (I), 6, 649–653 (1996)

Kiene, Helmut: *Klinische Studien zur Misteltherapie der Krebserkrankung. Eine kritische Würdigung.* Dissertation, Univ. Witten/Herdecke, 1989

Kienle, Gunver S., Kiene, Helmut: *Die Mistel in der Onkologie – Antitumorale Wirksamkeit, Fragen des Wirksamkeitsnachweises und die Hypothese einer zytokinvermittelten Tumorförderung. Fakten, Argumente und konzeptionelle Grundlagen.* Freiburg 1995

Lenartz, D., Stoffel, B., Menzel, J., Beuth, J.: *Immunoprotective Activity of the Galactoside-Specific Lectin from Mistletoe after Tumor Destructive Therapy in Glioma Patients.* Anticancer Research 16:3799–3802 (1996)

Lentzen, H.: *Rekombinantes Mistellektin – ein innovatives Projekt der Arzneimittelentwicklung als Positiv-Beispiel für Problemlösungen durch Kooperation.* Vortragsmanuskript, 23. 11. 1995

Lentzen, H.: *Erfahrungen mit dem normierten Mistelextrakt Lektinol.* Vortragsmanuskript, Mistel-Symposium Gerlingen, 20. 3. 1999

Loew, Dieter, Rietbrock, Norbert: *Phytopharmaka II. Forschung und klinische Anwendung.* Darmstadt 1996

Luther, Peter, Becker, Hans: *Die Mistel. Botanik, Lektine, medizinische Anwendung.* Berlin, Heidelberg, New York 1987

Madaus AG: *Die onkologische Mistel-Lektin-Therapie.*

Madaus AG: *Lektinol*®. Fachinformation.

Matthiessen, P., Tröger, W.: *Die Misteltherapie des Krebses,* in: Kombinierte Tumortherapie. Stuttgart 1995

Matthiessen, Peter, Teichert, Jörg: *Unkonventionelle Methoden in der Krebsbekämpfung.* Zeitschrift für Allgemeinmedizin, 1998; 74:1158–1162

Mengs, U., Witthohn, K., Schwarz, T., Lentzen, H.: *Antitumoral Activities of Standardized Mistletoe Preparation.* Zur Publikation eingereichtes Manuskript

Miketta, Gaby: *Netzwerk Mensch.* Stuttgart 1991

Mistellektine in der Onkologie: *Experimentelle Daten bestätigen Praxiserfahrungen.* Interview mit Prof. Dr. H. H. Fiebig, Freiburg, in: Der Allgemeinarzt 20/1998, S. 1959–1962

Möckel, B., Schwarz, T., Zinke, H., Eck, J., Langer, M., Lentzen, H.: *Effects of Mistletoe Lectin I on Human Blood Cell Lines and Peripheral Blood Cells.* Arzneimittel-Forschung/Drug Research 47 (I), 10, 1145–1151 (1997)

Ribéreau-Gayon/M.-L. Jung/J.-P. Beck: *Die Proteine, Alkaloide und Polysaccharide der Mistel (Viscum album L.).* therapeutikon 3, 22–26, 1989

Rostock, M., Unger, C.: *Stellenwert der Misteltherapie bei Karzinompatienten.* Internist 1998, 39:1294–1304

Scheer, Rainer, Becker, Hans, Berg, Peter A.: *Grundlagen der Misteltherapie.* Stuttgart 1996

Schlodder, D.: *Sind Mistelpräparate bei malignen Lymphomen und Leukämien kontraindiziert?* Erfahrungsheilkunde, Band 43, Heft 2, 1994

Schlodder, Dietrich: *Die Mistel in der Krebsbehandlung, Möglichkeiten und Grenzen.* Paracelsusreport Heft 2/1994

Schlodder, Dietrich, von Löwensprung, Stefan: *Die Mistel in der aktuellen Diskussion.* Informationsbroschüre der Helixor Heilmittel GmbH

Schmidt, K.H.: *Untersuchungen zur Wirkung von Mistelextrakt auf Chemotaxis und Chemilumineszenz polymorphkerniger Granulocyten in vitro.* Planta Medica 55 (1989) 455–457

Schürholz, J.: *Klinische Erfahrungen mit der Misteltherapie.* therapeutikon 3, 354–358, Juni 1989

Schultze, J. L., Stettin, A., Berg, P. A.: *Demonstration of Specifically Sensitized Lymphocytes in Patients Treated with an Aqueous Mistletoe Extract (Viscum album L.).* Klin. Wochenschr. (1991) 69:397–403

Stein, G. M., Berg, P. A.: *Modulation of Cellular and Humoral Immune Responses during Exposure of Healthy Individuals to an Aqueous Mistletoe Extract.* Eur. J. Med. Res. (1998) 3:307–314

Stein, G. M., Schietzel, M., Büssing, A.: *Mistletoe in Immunology and the Clinic (short review)*. Anticancer Research 18: 3247−3250 (1998)

Stettin, A., Schultze, J. L., Stechemesser, E., Berg, P. A.: *Anti-Mistletoe Lectin Antibodies Are Produced in Patients During Therapy with an Aqueous Mistletoe Extract Derived from Viscum album L. and Neutralize Lectin-Induced Cytotoxicity in Vitro.* Klin. Wochenschr. (1990) 68: 896−900

Stumpf, C., Schietzel, M.: *Intrapleurale Instillation eines Extraktes aus Viscum album L. (Helixor®) zur Behandlung maligner Pleuraergüsse.* Tumordiagnostik und Therapie 15 (1994), 57−62

Vehmeyer, K., Hajto, T., Hostanska, K., Könemann, S., Löser, H., Saller, R., Wörmann, B.: *Lectin-induced increase in clonogenic growth of haematopoietic progenitor cells.* Europ. J. of Haematology 1998, 60: 16−20

Wagner, Richard: *Praktische Prüfungsmethoden zur Beurteilung der Misteltherapie.* Verlag Urachhaus, Stuttgart 1994

Weber, K., Mengs, U., Schwarz, T., Becker, H., Lentzen H.: *Stimulation of Neutropoiesis by a Special Standardized Mistletoe Preparation after Cyclophosphamide Chemotherapy in Mice.* Arneimittel-Forschung / Drug Research 46 (II), 12, 1174−1178 (1996)

Weber, K., Mengs, U., Schwarz, T., Hajto, T., Hostanska, K., Allen, T. R., Weyhenmeyer, R., Lentzen, H.: *Effects of a Standardized Mistletoe Preparation on Metastatic B16 Melanoma Colonization in Murine Lungs.* Arzneimittel-Forschung / Drug Research 48 (I), 5, 497−502 (1998)

Weleda AG: *Iscador®. Richtlinien für die Iscador®-Behandlung in der Malignomtherapie*

Wenzel-Seifert, K., Krautwurst, D., Lentzen, H., Seifert, R.: *Concanavalin A and mistletoe lectin I differentially activate cation entry and exocytosis in human neutrophils: lectins may activate multiple subtypes of cation channels.* Journal of Leukocyte Biology, Vol. 60, Sept. 1996

Wenzel-Seifert, K., Lentzen, H., Aktories, K., Seifert, R.: *Complex regulation of human neutrophil activation by actin filaments: dihydrocytochalasin B and botulinum C2 toxin uncover the existence of multiple cation entry pathways.* Journal of Leukocyte Biology, Vol. 61, June 1997

Wenzel-Seifert, K., Lentzen, H., Seifert, R.: *In U-937 promonocytes, mistletoe lectin I increases basal $(Ca^{2+})_i$, enhances histamine H_I- and complement C5a-receptor-mediated rises in $(Ca^{2+})_i$, and induces cell death,* Arch. Pharmacology (1997) 355: 190−197

Nützliche Adressen

Wenn Sie eine Ärztin oder einen Arzt suchen, die/der sich in der Behandlung mit anthroposophischen Mistelpräparaten auskennt, können Sie sich wenden an die

Gesellschaft Anthroposophischer Ärzte e. V., Trossinger Straße 53,
    70619 Stuttgart, Telefon 0711−7799 97 11

oder an den

Verein für Anthroposophisches Heilwesen e. V.,
    Johannes-Kepler-Straße 56−58,
    75378 Bad Liebenzell-Unterlengenhardt,
    Telefon 0 70 52−20 34.

Folgende anthroposophische Kliniken praktizieren auch die Misteltherapie (Adressen ohne Anspruch auf Vollständigkeit):

Gemeinnütziges Gemeinschaftskrankenhaus Herdecke, Beckweg 4,
    58313 Herdecke, Telefon 0 23 30−6 20
Filderklinik, Gemeinnütziges Gemeinschaftskrankenhaus,
    Im Haberschlai 7, 70794 Filderstadt-Bonlanden,
    Telefon 07 11−7 70 30
Paracelsus-Krankenhaus, Burghaldenweg 60,
    75378 Bad Liebenzell-Unterlengenhardt, Telefon 0 70 52−92 50
Lukas-Klinik, Brachmattstrasse 19, CH-4144 Arlesheim (Schweiz),
    Telefon (von Deutschland aus) 0041−61−706 71 72.

Eine Kombination von konventioneller Schulmedizin mit ganzheitlich orientierten Behandlungsmethoden (auch Misteltherapie) praktiziert die

Klinik für Tumorbiologie, Breisacher Straße 117, 79106 Freiburg,
    Telefon 07 61−2 06 01 (Patienten-Informationsdienst Durchwahl
    2 06−28 30). KTB-Homepage im Internet:
    http:/www.tumorbio.uni-freiburg.de